I0052545

LES MICROBES

DES EAUX MINÉRALES

DE VICHY

ASEPTIE DES EAUX MINÉRALES

PAR

Le Docteur F. PONCET

MÉDECIN CONSULTANT A VICHY
MÉDECIN PRINCIPAL D'ARMÉE (en re¹ᵉ),
ANCIEN PROFESSEUR ET MÉDECIN CHEF DU VAL-DE-GRACE
MEMBRE HONORAIRE LE LA SOCIÉTÉ DE CHIRURGIE
DE LA SOCIÉTÉ DE BIOLOGIE, ETC.

Ouvrage accompagné de 26 Planches, comprenant 132 Photogrammes,
Cultures et Microbes.

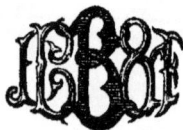

PARIS

LIBRAIRIE J.-B. BAILLIÈRE et FILS

19, rue Hautefeuille, près du boulevard Saint-Germain.

1895

Tous droits réservés.

LES MICROBES

DES EAUX MINÉRALES

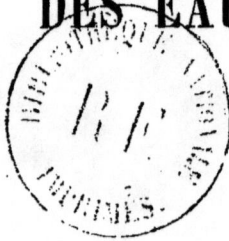

DE VICHY

Ie 163
1978 (61)

ANGERS, IMP. A. BURDIN ET Cᶦᵉ, RUE GARNIER, 4.

LES MICROBES

DES EAUX MINÉRALES

DE VICHY

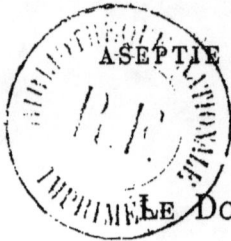

ASEPTIE DES EAUX MINÉRALES

PAR

LE DOCTEUR F. PONCET

MÉDECIN CONSULTANT A VICHY
MÉDECIN PRINCIPAL D'ARMÉE (en re¹ᵉ),
ANCIEN PROFESSEUR ET MÉDECIN CHEF DU VAL DE-GRACE
MEMBRE HONORAIRE DE LA SOCIÉTÉ DE CHIRURGIE
DE LA SOCIÉTÉ DE BIOLOGIE, ETC.

Ouvrage accompagné de **26 Planches**, comprenant **132 Photogrammes**,
Cultures et Microbes.

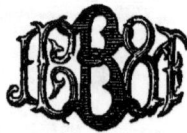

PARIS

LIBRAIRIE J.-B. BAILLIÈRE et FILS

19, rue Hautefeuille, près du boulevard Saint-Germain,

1895

Tous droits réservés.

PRÉFACE

————

Les décisions prises dans le courant de l'année 1894 par l'Académie de Médecine sur l'état des Eaux minérales vont changer de fond en comble les anciennes pratiques de la protection des sources et de l'embouteillage des eaux. En effet, avant trois mois, c'est-à-dire au 1er novembre de cette année, les propriétaires des sources et les Compagnies fermières devront avoir adapté leur outillage à l'Aseptie des Griffons et des Bouteilles.

L'étude que nous présentons aujourd'hui possède donc, tout au moins, le caractère de l'actualité ; car, après avoir montré l'état des sources et des bouteilles d'eau de Vichy, après avoir étudié les microbes, montré leurs cultures, leur figuration, nous donnons le moyen pratique d'éviter les germes et d'avoir des sources et des bouteilles aseptiques. Nous avons même devancé les décisions académiques : ce mémoire ayant été composé, à l'impression, avant la séance du 24 juillet 1894 dans laquelle ont été votées les dispositions nouvelles régissant les eaux minérales.

Aujourd'hui, l'Académie exige l'aseptie réelle des récipients, elle refusera les bouteilles polluées, parce qu'elles indiqueront un embouteillage défectueux. L'avenir nous démontrera si l'état amicrobien des eaux minérales en bouteille peut être pratiquement obtenu, grâce aux seuls décrets de l'Académie.

L'état microbien des eaux de Vichy que nous décrivons, restera d'autant plus intéressant qu'en 1895, il ne devrait plus exister. Nos Mémoires sur ce sujet auront peut-être activé le progrès actuel : ils fixeront, tout au moins, un état antérieur, que nous souhaitons voir à jamais effacé : l'état septique des sources et des eaux minérales en bouteilles.

Nous devons remercier ici la maison J.-B. Baillière, notre éditeur, qui a fait les plus grands efforts, pour conduire à bien un travail difficile et délicat; et nous adressons aussi nos plus vifs remerciements au savant lyonnais, M. Lumière, qui a bien voulu surveiller dans son œuvre l'artiste habile exécuteur des photographies micrographiques. Clichés et photographies, que l'héliotypie a dû reproduire, étaient d'une précision et d'une finesse extraordinaires. Il est certains détails, comme les spores dans les bacilles, qui à peine visibles, au microscope (à 500) avaient été rendus admirablement par la photographie.

Dr F. PONCET.

Vichy, 10 *août* 1894.

TABLE DES PLANCHES

ERRATA

Page 14, avant-dernière ligne, *au lieu de* : staphylacoque, *lisez* staphylocoque.

Page 15, ligne 31, après les mots bien éclairés, il faut : *lisez* bien éolairés :

Page 29, ligne 13, *au lieu de* : chaînette saprophytes, *lisez* chaînettes saprophytes.

Page 86, ligne 34, *au lieu de* : impuissantes de faire, *lisez* impuissants à
faire.

Page 105, à la légende de la planche, *lisez* baguettes à spores et à extrémité
terminale renflée.

Page 118, ligne 23, supprimez la virgule et *lisez* quatre à cinq fois longues.

Pages 153, ligne 13, *au lieu de* : plutôt, *lisez* plus tôt.

Page 155, ligne 10, *au lieu de* : Bacillus colli, *lisez* Bacillus c.

Page 158, ligne 13, *au lieu de* : microbiennes, *lisez* amicrobiennes.

Page 164, ligne 17, *au lieu de* : une centaine de germe, *lisez* une centaine de
germes.

Page 164, ligne 20, *au lieu de* : Agnères, *lisez* Asnières.

Page 170, ligne 28, *au lieu de* : sont aseptiques, *lisez* sont septiques.

TABLEAU

DES

MICROBES RENCONTRÉS DANS L'AIR ET LES DIFFÉRENTES EAUX ET SOURCES DE VICHY

AIR DE VICHY	ALLIER	FONTFIOLANT (Eau de source, non minérale, distribuées dans le quartier S.-E. de Vichy)	GRANDE-GRILLE	HOPITAL	MESDAMES	CÉLESTINS
1. Coccus cereus albus (n. f.).	1. Coccus cinabarinus (n. f. — F.'.	1. Coccus devorans (f. — H. G).	1. Coccus flavus liquefaciens (f. I. — H.).	1. Coccus flavus tardigradus (f. — I.).	1. Coccus cardicans (n. f.).	1. Bacillus brevis aquæ [5 variétés] (n. f. — I. A. G.).
2. Coccus citreus pilosus (n. f.).	2. Coccus miniaceus (n. f.)	2. Diplococcus albus fluorescens (n. f.).	2. Bacillus brevis aquæ fluorescens (n. f. — I. A. H.).	2. Coccus flavus liquefaciens (f. — G.).	2. Coccus cruciformis (f.) (tetrades).	2. Bacillus cadulus (n. f.).
3. Coccus flavus tardigradus (n. f. — H.).	3. Bacillus br. vis aquæ fluorescens (n. f. — I. G. H).	3. Coccus cinabarinus (n. f. — A.).	3. Bacillus centralis (f.).	3. Coccus aquæ fluoresceus (n. f.).	3. Coccus ruber ovoides (n. f.).	3. Bacillus devorans ' (f. — F. G. H.).
4. Staphylococcus flavus tardigradus (n. f.).	4. Bacillus brevis aquæ fluorescens et liquefaciens (f.).	4. Bacillus brevissimus aquæ liquefac. (f.).	4. Bacillus devorans (f. — F. H.).	4. Coccus fulvus (n. .f).	4. Bacillus arundo (n. f.).	4. Bacillus devorans ' (f. — F. G. H.).
5. Bacillus brevis aquæ fluorescens (n. f. — A. G. H. C.).	*5. Bacillus coli commune (n. f. — C.).	5. Bacillus minutus (vel co. aquæ fluo.) (n. f.).	5. Bacillus mycoïdes (f. — H.).	5. Bacillus aquæ parvulus liquef. (f.).	5. Bacillus ombilicatus (f. — F.).	5. Bacillus tenuis (f. — H. M. A.).
6. Bacillus magnus aquæ rectangularis (n. f. — F. G. H.).	6. Bacillus implexus (f. — H.).	6. Bacillus xanthinus (n. f.).	6. Bacillus sub megatherium (f. — I.).	6. Bacillus brevis aquæ fluo. (n. f. — A. I. G).	6. Bacillus plicatus(n. f.).	*6. Bacillus pseudotyph. (n. f.).
7. Bacillus sub megatherium (f. — G.).	7. Bacillus minimus aquæ fluorescens(n. f.).	7. Bacillus mucosus (f. — M.).	*7. Bacillus proteus mirabilis (f.).	6. Bacillus capsulatus implexus aquæ (f. — A.).	7. Bacillus mucosus (f. — F.).	*7. Bacillus mesentericus fuscus ' (f.).
	8. Bacillus radiatus aquæ (f. — H.).	8. Bacillus ombilicatus (n. f. — M.).	8. Bacillus magnus rectangularis (n. f. — H. F. I.).	8. Bacillus devorans (f. — F.).	8. Bacillus sulcatus aquæ (f.).	*8. Bacillus mesentericus f. (f.).
	9. Bacillus tenuissimus aquæ (a vesicula) (f.).	9. Bacillus magnus rectangularis (n. f. — I. G. H.).	9. Bacillus vermiculosus (n. f.).	9. Bacillus flavus liquef. (f.).	9. Bacillus tenuis aquæ (f. — H. A.).	
	10. Bacillus tenuis' (a vesicula) (f. — H. M.).			10. Bacillus helvolus (n. f.).		
	11. Bacillus tenuis² (a vesicula) (f. — H. M.).			11. Bacillus liquefaciens (f.).		
	12. Bacillus subtenuis (a vesicula) (f. — H. M.).			12. Bacillus mycoïdes (f. — G.).		
				13. Bacillus magnus rectangularis (G. I. F.).		
				*14. Bacillus proteus Zwicherii (f.).		
				*15. Bacillus aquatilis simil typho (n. f.).		
				16. Bacillus radiatus (f. — A.).		
				17. Bacillus termo (f.).		
				18. Bacillus tenuissimus aquæ (f. — A. M.).		
				19. Bacillus tenuis' aquæ (f. — A. M.).		
				20. Bacillus sub tenuis² (f. — A. M.).		
				21. Bacillus subtenuis (f. — A. M.).		
				22. Bacillus tenuis longus (f. — A. M.).		

EXPLICATION DES ABRÉVATIONS

f. Colonie fluidifiant la gélatine.
n. f. Colonie ne fluidifiant pas la gélatine.
* Colonies pathogènes.

Les lettres majuscules suivantes placées après le nom d'un microbe indiquent la présence dudit microbe dans les sources ou milieux suivants :
A. Allier. — F. Fontfoliant. — I. Air. — H. Hôpital ou Rosalie. — G. Grande-Grille. — C. Célestins. — M. Mesdames.

LES MICROBES

DES EAUX MINÉRALES DE VICHY

CHAPITRE I

ÉTAT DE LA QUESTION. — CAUSES DE LA PRÉSENCE DE MICROBES
DANS LES EAUX ET LES BOUTEILLES DES EAUX DE VICHY

L'étude des microbes dans les eaux minérales, aux sources ou en bouteilles, ne remonte pas très loin dans la science. En 1889, époque à laquelle nous avons adressé à l'Académie notre première note, trois ou quatre mémoires seulement, parmi lesquels ceux de Minges en Amérique, et de Reinl en Allemagne, avaient posé la question sous différentes formes. Dans cette note, nous avions seulement pour but de réfuter et d'arrêter une idée aussi fausse que bizarre, d'après laquelle chaque source à Vichy aurait possédé un microbe efficace. Il suffisait de démontrer que ces mêmes microbes se retrouvaient dans l'Allier en plus grande quantité. Dans notre dernier mémoire (1891) sur la Grande-Grille, après avoir analysé les deux travaux importants déjà cités de Reinl à Carlsbade et de Minges, nous réclamions pour Vichy des modifications urgentes, soit dans la protection de la source, soit dans le mode de distribution de l'eau, soit dans l'embouteillage. « Il nous suffit, disions-nous, d'inscrire l'aseptie des fontaines et des eaux minérales en bouteilles au programme des Compagnies et de l'État. Tôt ou tard nous verrons s'accomplir ce desideratum. »

Nous n'avons pas attendu trop longtemps. En 1893, MM. Colin et Roman publiaient un long travail sur le nombre des microbes dans les sources de Vichy et Saint-Yorre. Enfin en mars 1894, à l'Académie après une courte discussion entre MM. Moissan de l'Institut et A. Robin, rapporteur de la commission des eaux minérales, la question était mise à l'étude. Huit jours après, trois décrets rendus par l'Académie ont réglé la situation et l'industrie des eaux minérales. La sanction des vœux adressés au Ministre se fera peut-être attendre, et nous reviendrons à la fin de ce travail sur la rédaction des conclusions académiques. Quoi qu'il en soit, un grand pas vient d'être fait dans l'hygiène des eaux minérales : nous nous en réjouissons, car, sans aucun doute, satisfaction sera donnée à nos desiderata, dans un avenir prochain, non seulement pour Vichy, mais d'une façon générale pour toutes les eaux minérales. Nous ne pensions pas arriver à un résultat aussi complet; et nous remercions ici M. A. Robin qui a eu la haute franchise de déclarer à l'Académie (séance du 20 mai) que le premier en France, en 1891, à propos d'un mémoire sur la Grande-Grille, nous avions fait connaître le mauvais état des eaux minérales aux buvettes mal protégées, et dans les bouteilles non aseptiques.

Nous avions demandé pour Vichy dès 1891 :

1° La protection des sources contre les infiltrations putrides du sol, venant des fosses d'aisance, des puits perdus, toujours en vogue, et des égouts anciens, mal construits.

2° Le rejet des pompes aspirantes et foulantes. Il y a longtemps que nous savons combien les conduits graissés, les pistons, les soupapes influent sur le développement des microbes. (V. Kubel-Tieman et Gartner (*Braunschweig*), *Recherches sur l'eau*, 1889).

3° La protection de la surface des sources, exposées à recevoir toutes les poussières et toute espèce de corps étrangers.

4° Nous avions signalé la contamination de l'eau par les verres des malades, verres plus ou moins propres ou lavés, plongés dans une gamelle malpropre, au milieu même du bouillon de la source.

5° Nous avions réclamé des modifications complètes dans l'embouteillage.

La plupart de ces indications ont été formulées, du reste, à la fin de 1892, par la Société médicale de Vichy, et nous devons constater qu'en 1893 des améliorations sérieuses ont été effectuées dans certaines sources ; nous aurons à en contrôler le résultat par le nombre des microbes des eaux.

Mais il est deux questions générales, essentielles que nous désirons examiner de suite. Nous parlons : 1° de *l'embouteillage* ; 2° de l'*état du sous-sol de Vichy*.

1° *La mise en bouteilles* des eaux minérales de Vichy jusqu'en 1893 se faisait partout avec des récipients plus ou moins lavés à l'eau ordinaire, restant longtemps exposés à l'air. Les bouteilles étaient alors remplies d'eau minérale et recevaient un mandrin destiné à faire la chambre d'air pour le bouchon. Celui-ci n'était pas lavé dans l'eau aseptique.

A la fin de l'an dernier, l'embouteillage des Célestins a été modifié, amélioré. Près des sources, un hall spacieux reçoit les deux robinets des Célestins. On y constate un système d'étuves et de condensateur transformant l'eau ordinaire en vapeur sous pression, la rétablissant à l'état de liquide aseptique toujours sous pression de 1 à 2 atmosphères après l'avoir filtrée

C'est avec cette eau véritablement stérile que la bouteille est lavée : mais ce lavage à l'eau froide, même sous pression, se fait trop vite, en quelques secondes à peine. La bouteille ainsi lavée est immédiatement remplie dans un des robinets des deux sources ; le mandrin lui-même n'a pas disparu, pour la chambre d'air du bouchon, enfin ce dernier, lavé dans l'eau minérale, est toujours enfoncé mécaniquement. Malgré les louables efforts réalisés pour arriver à un embouteillage aseptique, nous avons le regret de dire que l'eau dans cette bouteille ne peut pas être amicrobienne et contiendra fatalement de grandes quantités de germes. Pouvait-il en être autrement ? Les sources des Célestins ne sont pas amicrobiennes, et la multiplication des germes, phénomène constant, se produit sûrement dans ces bouteilles, malgré l'eau stérilisée. Que le nombre des germes soit diminué, peut-être ; mais qu'il soit encore considérable, nul ne pourrait le contester, et nous en donnerons les preuves numériques à l'appui.

Alors que faut-il donc pour obtenir des eaux en bouteille, aseptiques? Deux conditions sont suffisantes, et nécessaires : mettre dans un récipient aseptique, une eau qui soit, elle aussi, tout à fait aseptique, et ne souiller ni l'eau, ni le récipient dans les manœuvres de remplissage ou par l'air ambiant.

Si en 1891, nous avions signalé la bouteille comme cause principale des germes, c'est que, nous occupant seulement de la Grande-Grille, nous considérions cette eau comme pure. Et en réalité, à certaines périodes de l'année, en hiver, *elle ne contient pas de germes*. Si donc elle était bien embouteillée en ce moment dans un récipient aseptique, cette eau resterait absolument pure.

Or la Grande-Grille n'est pas la seule source dont nous ayons constaté l'aseptie momentanée. Il est bien établi que toutes les eaux de source venant des profondeurs de la terre sont amicrobiennes en arrivant à la surface du sol. Les germes qu'elles contiennent viennent tous du dehors, pénétrant plus ou moins à l'orifice de sortie de la source.

Nos fontaines doivent donc être protégées contre tout contact avec l'air en mouvement, contre les vents chassant devant eux tous les germes du sol, comme aussi contre toute introduction, tout mélange d'eau étrangère.

Une des causes de l'impureté des eaux à nos fontaines réside, pour plusieurs sources, dans les contacts infligés à cette eau pour l'élever à hauteur d'homme. Les pompes anciennes sont à rejeter et les ingénieurs doivent avoir dès maintenant pour principe de réduire le contact de l'eau minérale avec les organes de la pompe au minimum possible. Les soupapes de toute nature, les cylindres de corps de pompe sont des foyers d'infection. Si la source ne peut monter au niveau du sol, qu'on aille la chercher dans son fond, en y remplissant le verre qui sera plus facile à monter, tout en restant amicrobien.

La deuxième question générale, peut-être là plus grave à résoudre, est celle de la *contamination des sources par les infiltrations des fosses d'aisances perméables, des puits perdus et des égouts.*

Vichy thermal qui remonte à César, ne date guère en réalité que de 1862, époque où le grand élan fut donné à la ville quand les fontaines furent mises à l'abri des inondations. Depuis cette époque, le chiffre de la population n'a fait que croître chaque année. Elle atteint aujourd'hui 14.000 habitants, et à ce chiffre respectable de sédentaires, il convient d'ajouter 50.000 étrangers à chaque saison.

Or dans cette ville de 30.000 âmes, dans les mois d'été, il n'existe aucun système d'égouts : les rares parties construites sont mal nivelées, non cimentées, perméables. Dans les jours d'orages, l'eau pluviale reflue dans les rues, dans les maisons, amenant des matières immondes. Les puits perdus si formellement prohibés, augmentent de nombre chaque jour, car sans égout, les vidanges sont fréquentes en été et coûtent trop cher, Le puisard remédie si simplement à toute ces difficultés, et personne ne s'en doute.

Dans une brochure à laquelle nous ferons de nombreux emprunts, M. Auscher, ingénieur civil [1], a prouvé par des analyses rigoureuses : « 1° qu'à Vichy la première couche sableuse, assez voisine du sol, est gravement contaminée par toutes les fosses d'aisance de la ville et ce, grâce au manque absolu d'égouts conduisant au loin toutes les matières résidues, eaux... ; 2° qu'à l'intérieur de la ville, la deuxième couche, sise à 35 mètres de profondeur moyenne, est également contaminée. ... »

Ces deux propositions indiscutables démontrent tout le danger encouru dès maintenant par certaines sources de Vichy. Il est tellement urgent d'arrêter ces infiltrations que tout retard semble un jour de moins dans la vitalité de Vichy. Or en 1893, décembre, les ingénieurs du gouvernement ont reçu

---

(1) Auscher. *Origine géologique des eaux minérales naturelles du bassin de Vichy.* J.-B. Baillière, Paris, 1892.

l'autorisation de préparer les études d'un projet. D'autre part, la municipalité assez pauvre songe à créer des dépenses superflues d'ornementation, alors que l'existence même de plus purs revenus se trouve menacée par les infiltrations souterraines. A quand la construction de ces égouts ; à quand la salubrité du sous-sol de Vichy? Un architecte habitué à ces genres de travaux, à leurs lenteurs, aux rapports qu'ils entraînent, aux enquêtes qu'ils nécessitent, pensait que dans cinq à six ans seulement, les égouts seraient finis : les travaux ne pouvant être exécutés, ne l'oublions pas, qu'en dehors de la saison thermale, dans le centre de la ville, et seulement aussi dans les mois sans gelées, et à température au-dessus de 0.

Nous avons le regret de constater que parmi tous les desiderata formulés soit par la Société médicale de Vichy, soit par nous dans nos premiers mémoires, aucune question n'a reçu satisfaction.

Si un essai timide a été tenté pour une source, la source Rosalie près l'ancien Hôpital, il est permis de penser que la démolition des vieilles salles voisines, n'a pas été pour rien dans cette détermination. Elle ne vient pas d'un plan général, jusqu'à présent tout au moins [1].

Nous verrons, pièces en mains, les résultats de l'embouteillage aux Célestins ; mais disons dès ces premières lignes que l'asepsie y est totalement insuffisante.

De sorte que toutes nos questions restent à résoudre :

1° La protection de l'eau à la source ;

2° Le rejet des pompes à l'huile rance, au cambouis, aux soupapes, pour élever l'eau ;

3° La contamination des sources par les verres des malades ;

4° La contamination du sol par les matières fécales ;

5° Les modifications radicales de l'embouteillage.

Voilà donc où nous en sommes encore au premier trimestre 1894, voilà quelles sont les causes de la présence des microbes qu'on rencontre dans les eaux minérales de Vichy, dans quelques sources et dans toutes les bouteilles.

---

(1) En mai 1894, la Compagnie fait exécuter à la Grande-Grille les travaux de protection qui ont si bien réussi à l'Hôpital.

Ajoutons que le fait est général, universel et, dans toutes les sources minérales du monde, dans les plus connues, dans les bouteilles exportées, les cocci et les bacilles foisonnent au point d'arriver rapidement, pour un grand nombre, à la putridité, conséquence inévitable du séjour prolongé des microbes dans l'eau.

Ce sont de tels faits, et la présence de bacilles pathogènes qui ont déchaîné les foudres de l'Académie sur le commerce des eaux minérales ; mais en indiquant le mal, la docte assemblée aurait pu indiquer le remède. C'est une grande question sur laquelle nous reviendrons.

CHAPITRE II

Le titre de ce travail indique son but scientifique : décrire et figurer les microbes de l'eau de Vichy.

Mais si la microbiologie des eaux a été l'objet d'un nombre de mémoires déjà important, elle n'en reste pas moins fortement indécise pour beaucoup d'éléments, ou empreinte des plus grandes incertitudes dans les descriptions des germes. Ni le livre du professeur Macé de Nancy [1], ni le traité de Roux (Lyon) [2] ni Eisenberg, ni Lustig qui étudia spécialement les microbes des eaux, ni les opuscules de Zimmermann (Zweite Reihe) de Tataroff (Dorpat) de Rossi (Genève), ni les mémoires dispersés dans les Revues ne nous ont fourni les concordances suffisantes pour classer les microbes rencontrés dans nos eaux minérales. Nous avons montré à l'un des élèves assidus de Pasteur, professeur à l'étranger, des spécimens bien photographiés, avec la description de la colonie ; nous avons même adressé toute la série des microbes d'une source, avec les renseignements sur la colonie, à un professeur d'hygiène d'une faculté de France, le priant de nous tirer de nos hésitations sur plusieurs microbes. Nulle part, au grand regret de tous, la dénomination n'a pu être faite pour les éléments dont nous doutions. Le dernier maître auquel nous avons eu recours, nous a déclaré qu'il en était ainsi dans ses propres recherches, pour une centaine de microbes dont il avait la colonie, la préparation, sans pouvoir les classer, ni les nommer.

C'est qu'en effet avec les meilleures photographies, il n'est

(1) Macé, *Traité pratique de bactériologie*, 2° édition, 1892.
(2) G. Roux, *Précis d'analyse microbiologique des eaux*, suivi de la description et de la diagnose bactérienne des eaux. Paris, 1892.

pas toujours aisé de reconnaître le même microbe pris, sur
deux points différents de la préparation, à une période variable
de son évolution; deux colonies absolument semblables pour
l'œil humain contiennent souvent des cocci ou bacilles différents, comme aussi deux microbes absolument semblables au
microscope peuvent provenir de colonies complètement dis-
semblables.

Il ne faut pas alors s'étonner si quelques auteurs, se bor-
nant à des descriptions insuffisantes, ont classé les éléments
trouvés, en bacilles I, II, III, ou cocci A, B, C. Nous ferons tous
nos efforts pour éviter semblable confusion dont le résultat
immédiat est d'annuler les recherches présentées sous cette
forme.

Avec la description de la colonie et la photographie des
microbes, le document est déjà assez précis pour s'adapter un
jour ou l'autre à son semblable, peut-être alors baptisé. Tout
au moins le portrait réel du microbe est-il un document indiscutable et d'une précieuse ressource, pouvant éviter bien
des erreurs, et permettant en dernière analyse d'approcher de
la vérité.

Mais avant d'arriver à la description des éléments microbiens des fontaines de Vichy, nous nous demandons ce qu'il
faut entendre par « microbes des eaux minérales de Vichy ».

Ne savons-nous pas et faut-il répéter que les eaux de source
sont stériles, surtout les chaudes. Par conséquent, aucune
de nos sources ne devrait être microbienne : les sources froides
ayant été chaudes avant d'arriver au point d'émergence avec
leur température actuelle. Ce sont en un mot des sources
chaudes refroidies, mais d'origine commune et qui, par conséquent, doivent être aseptiques.

Ces microbes, nombreux aux Célestins, moins abondants au
Parc, à Chomel, rares à la Grande-Grille, à l'Hôpital, à Mesdames où ils font même souvent défaut, ces microbes proviennent, le fait est évident, de l'air vicié, des poussières surtout
soulevées par le vent, des verres et des gamelles malpropres.

Il est donc certain, et nos recherches le prouvent surabon-
damment, que ces microbes ne sauraient être toujours les

mêmes. Ils varient, comme nous l'avons constaté dans nos prépations, d'une année à l'autre, suivant le mois où la culture est faite et suivant leur affluence : les variétés, augmentent surtout en été, moment où les plantes se multiplient, moment où les malades agitent la poussière près des sources, y plongent leur verre ou boivent à même dans la gamelle qui est ensuite remise dans le Bouillon.

C'est donc en hiver, alors que rien ne trouble la pureté du griffon, qu'il convient d'analyser l'eau pour y reconnaître les germes vrais, ceux qui peuvent se localiser dans une source suivant sa température, sa composition, ceux qui font des parois du puits ou du liquide, leur habitation ordinaire.

Et encore allons-nous reconnaître aux premiers examens que les sources chaudes sont stériles, sans microbes, que les rares éléments que contiennent ces sources en hiver sont amenés du dehors, et qu'ainsi les microbes proprement dits de l'eau de Vichy n'existent pas, ne lui appartiennent pas. La microbiologie d'une source minérale, celle que l'on serait tenté de regarder comme fixe et caractérisant l'eau minérale, cette microbiologie ne peut être établie.

En poursuivant cette idée, basée sur cinq années de recherches, n'était-il pas indiqué de connaître tout d'abord les microbes de l'Air et des Eaux potables de Vichy? Nous trouverons peut-être des microbes communs à ces différents éléments.

Nous débuterons donc par cette étude préliminaire : les microbes de l'Air, de l'Allier et de la Fontfiolant.

MICROBES DE L'AIR DE VICHY

Pour cette analyse, qui ne saurait être que sommaire, nous avons récolté l'air dans la rue la plus agitée de la ville, celle qui conduit à la gare et où les voitures circulent presque constamment au milieu de la poussière que n'abattent point des arrosages irréguliers et insuffisants. Cette atmosphère n'est cependant pas plus troublée que celle des galeries de la Grande-Grille aux moments précédant les repas. Car on peut, sans exagération, calculer que 10.000 malades y viennent chaque jour, six fois, réclamer leur eau et soulever près de la source une poussière que redoutent avec raison les cardiaques et les asthmatiques.

Pour cette analyse, nous nous sommes servi de la méthode du professeur Straus (de Paris), la plus simple, la plus précise.

EXPÉRIENCE I. — Une première expérience a été faite en mai 1893 (par 18°). 20 litres d'air ont passé en barbottant dans un flacon à deux tubulures rempli de gélatine au 2/3, avec addition de 2 gouttes d'huile pour éviter le bouillonnement. Les 20 litres d'air ont été amenés dans la gélatine par l'écoulement de 20 litres d'eau.

Nous transportant dans une pièce fermée, un peu humide, pour éviter toute autre poussière, nous avons rapidement réparti la gélatine tiède dans 5 boîtes de Pétri aseptiques.

Voici le nombre des germes piquant la gélatine après 4 jours : $12 + 5 + 25 + 7 + 12 = 61$, auxquels il convient d'ajouter 2 colonies germant dans le reliquat de la gélatine, soit 63 colonies. 20 litres d'air ont donné 63 colonies : 1.000 litres ou 1 mètre cube contiennent 3.150 germes.

EXPÉRIENCE II. — Le 1er février 1894, par une température douce et humide + 12°, au lendemain d'un jour de pluie, nous avons repris cette expérience, dans la même chambre, ouverte sur la même rue, mais aujourd'hui, presque sans voiture à cette heure et à ce moment de l'année.

Les six boîtes de Petri remplies d'après la même méthode que dans l'expérience précédente, ont donné : microbes $4 + 3 + 5 + 2 + 3 + 0 = 17$, soit donc 17 pour 20 litres ou 850 par mètre cube.

A la rigueur nous devrions éloigner des premiers chiffres quelques unités provenant de la numération de quelques colonies penicillaires. Ces moississures sont la peste de notre atmosphère; il y aurait peut-être là un moyen de juger l'état d'humidité de l'air aussi sensible et plus biologique que l'hygromètre.

Quoi qu'il en soit, voici les deux chiffres donnant le coefficient microbien de l'air de Vichy (rue de Paris) en été et en hiver : 3150 et 850; l'un est le quart de l'autre à peu près. Il est parfaitement inutile d'en prendre la moyenne qui n'aurait aucune signification.

Comme termes de comparaison, nous dirons que Paris, d'après Bertillon, compte un maximum de 1.500 germes par mètre cube et un minimum de 350, en décembre. La moyenne des mois donne une série de numérations comprise entre 5 et 7.000 à Paris, mais à Montsouris, la moyenne est de 220 germes par mètre cube.

Et cependant Vichy ne fournit pas de grandes épidémies, l'air y est aussi favorable aux opérations que dans les campagnes les plus salubres.

DESCRIPTION DES MICROBES DE L'AIR EN ÉTÉ A VICHY

Nous ne décrirons dans l'air de Vichy que les microbes les plus habituels; car il est évident que cette nomenclature contiendrait à elle seule la plupart des germes connus, si nous voulions la faire complète et aux différentes époques de l'année.

Après examen d'un certain nombre de cultures, soit dans nos deux expériences numératives, soit sur la gélatine libre spontanément inoculée dans une chambre à fenêtres ouvertes, nous nous sommes arrêté à la représentation de neuf microbes presque tous rencontrés aussi dans nos sources minérales.

PLANCHE I.
PHOTOGRAMME 1.

Colonie crème jaune citron pâle, circulaire, non fluididifiante.

Coccus : 0μ,7.
Diploc. : 1μ,5 1μ,7.

—

Micrococcus, flavus, tardigradus.

Le premier microbe dont nous nous occuperons présentait sur la gélatine une colonie crémeuse, de couleur jaune citron pâle (planche I, photogr. 1). Elle ne fluidifiait pas la gélatine, et ne mesurait au cinquième jour que 5 à 6 millimètres de large. Elle était assez épaisse, mais plate, irrégulièrement circulaire, et sans le moindre cil.

L'élément contenu est un petit coccus très fréquent dans les eaux de Vichy, mais avec une colonie plus ou moins blanche et rarement jaune citron. A l'examen avec l'objectif

12, immersion, ce coccus fin paraît comme creusé au centre, mais il n'a pas du tout la forme spéciale aux staphylococci, aux grains ovoïdes de raisins à sphère saillante. Le grossissement de 1000 permet de dédoubler l'élément et d'en faire un diplocoque de 1μ,5 à 1μ,6 : chaque coccus isolé comptant de 0μ,6 à 0μ,7.

La forme la plus ordinaire est le diplocoque, lequel se réunit en chaînettes de cinq à six éléments, sans passer à la forme bacillaire.

D'après Roux, Macé, Pflugge, Eisenberg, Lustig, ce diplocoque dont l'habitation est l'air et l'eau, serait le *microccus flavus tardigradus*. Pflugge lui donne un caractère saprophyte que nous constatons en effet sur notre photogramme, où les chaînettes en moississure sont assez nombreuses.

Nous aurons occasion de décrire d'autres cocci tellement semblables d'aspect à celui-ci, qu'il serait impossible de les séparer sans le caractère de la colonie jaune ici, crème blanche ailleurs. Ce *coccus flavus tardigradus* est très abondant dans l'air de Vichy, en avril, et dans certaines sources.

PLANCHE I.
PHOTOGRAMME 2.

Colonie blanche, crémeuse, non fluidifiante Goutte de bougie.

Diploc. : 1μ,00.
Coccus : 0μ,5.

Micrococcus cereus albus.

Les colonies que nous étudions avec le photogramme II (planche 1) sont aussi très nombreuses sur la gélatine, moins cependant que les germes jaune citron, dans la proportion d'un tiers. Cette colonie est blanche semi-transparente, mais avec une disposition dans les tons réfléchis du blanc, telle qu'on ne saurait mieux la comparer qu'à une goutte de bougie, séchée. La colonie mesure 4 à 5 millim. de diamètre. Elle est crémeuse, non sèche, ni dure, ni fluidifiante, et marche très lentement. Cette apparence de goutte de bougie est assez caractéristique pour faire aisément reconnaître le coccus. Nous aurons occasion de le revoir dans les sources.

Le photogramme permet bien de reconnaître la forme isolée des cocci. Ils n'ont pas la disposition en chaînette et ne sont pas saprophytes. Il est difficile à l'œil nu de juger de leur grosseur comparative. Le grossissement de 500 ne laisse voir qu'un coccus, mais à l'immersion (1.200), ce coccus se décompose en deux éléments. Le diplocoque mesure $1\mu00$ à $1\mu,01$ et le simple coccus $0\mu,5$. Puis les cocci peuvent encore se souder à 3 ou 4 et former un *bacille*. Le photogramme en contient d'assez bien calibrés, ce qui explique la dénomination de bacille donné quelquefois à ce coccus cereus.

II a été étudié, par Parret qui le rencontra dans le pus, bien qu'il ne soit ni pyogène, ni pathogène. Lustig qui lui donne le nom de : *micrococcus cereus albus,* lui assigne l'air pour habitation. Tile, l'eau; Macé, le pus; Eisenberg en fait un staphylacoccus. La variété figurée dans notre photogramme s'éloigne sensiblement des staphylocoques dont elle n'a ni le volume, ni l'aspect sphérique; mais rien n'est variable comme la grosseur d'un élément d'après son habitation.

PLANCHE I.
PHOTOGRAMME 3.
—
Colonie jaune intense, crémeuse, non fluidifiante, plate et irrégulière, ronde.
Staphyloc. : $1\mu,3$ à $1\mu,5$.
—
Staphylococcus flavus, tardigradus, non liquefaciens.

Voisines de ces colonies, il en existait d'autres, aussi nombreuses, fournies par une substance crémeuse d'un jaune intense (citron foncé) non fluidifiantes. Cette colonie comme aspect dans les premiers jours n'était pas facile à séparer de la colonie n°1. Après quatre à cinq jours, elle s'étend lentement par cercles concentriques, irréguliers, mais laissant un tracé dans la substance crémeuse, et en même temps la creusant, fonçant de couleur et s'éloignant du jaune pâle citron.

La colonie contient un coccus plus gros que les précédents, il possède véritablement l'aspect du grain de raisin sphérique, brillant, coloré au centre, à bords obscurs. Si ces grains se soudent, ils ne forment pas de bacille et conservent leur forme séparément.

Chaque grain mesure en moyenne $1\mu3$ à $1\mu5$. Les séries en longueur peuvent atteindre 3 à 4μ, en présentant des grosseurs absolument variées de $0\mu,8$ à $1\mu5$. Comme forme et dimension, cet élément est un staphylacoque $1\mu3$.

En suivant les caractères répondant dans les auteurs à cette colonie crémeuse jaune foncé, dont l'élément est toujours un staphylocoque pur (1μ,3) nous constatons que partout ce staphylocoque est inscrit comme liquéfiant la gélatine, et notre colonie était absolument sans liquide, ni périphérique, ni sous-jacente ; mais la liquéfaction ne se produit souvent qu'après 9 à 10 jours. Quoi qu'il en soit, nous le nommerons *staphyloccus flavus tardigradus* avec la réserve : *non liquefaciens*. En suivant d'aussi près que possible la classification dichotomique de Zimmermann, cette colonie serait le *coccus flavus* décrit au n° 1 de nos photogrammes. Il suffit de les comparer pour voir que si l'un est un *coccus*, l'autre est beaucoup plus large et reste un *staphylococcus*.

PLANCHE I.
PHOTOGRAMME 4.

Colonie crème, jaune orange, non fluidifiante, surélevée.
Diploc. : 3μ.
Coccus : 2μ à 1μ,2.

Micrococcus citreus pilosus.

Nous trouverons encore dans l'air de Vichy une colonie crémeuse, jaune foncé avec une légère teinte rouge, jaune orangé, très différente du jaune citron pâle. Colonie ronde, régulière, saillante, un peu sphérique, ne dissolvant pas du tout la gélatine.

L'élément contenu dans cette colonie a été figuré au grossissement de 1000 qui fait très bien reconnaître l'aspect et la conformation de ce diplocoque. Ce sont deux gros cocci accolés comme deux marrons d'Inde sur un côté plan. Bien que volumineux, ces cocci n'ont pas du tout la forme de staphylocoque, au grossissement de 500, on dirait un énorme coccus épais, *presque velu*, sans aucune transparence, bien que sphérique. A l'immersion, au contraire, tous les éléments se décomposent en cocci, avec une ligne médiane d'étranglement au grossissement de 1200. L'aspect velu ne disparaît pas ; il se confirme au contraire nettement pour les éléments bien éclairés, la photographie, examinée à la loupe, laissait, du reste, parfaitement reconnaître les cils légers qui garnissent ces gros cocci. Les diplocoques mesurent 3μ de long et 1μ de large. Les cocci sont donc de 1μ et quelquefois 1μ,2.

Ce coccus paraît se rapporter à la description du *micrococ-*

cus aurantiacus de Lustig, Eisenberg. Macé le regarde comme *liquefaciens*, Eisenberg le place en première ligne des cocci non liquefiants — et c'est bien le caractère de notre colonie. Mais aucun auteur ne lui donne les cils que nous avons parfaitement constatés et qui étaient figurés très exactement sur plusieurs cocci des photographies :

Roux donne au *coccus citreus* des dimensions voisines du nôtre, de plus il est pour lui *non liquefaciens* : ce qui nous détermine à donner à ce photogramme l'étiquette de *citreus pilosus* pour bien le caractériser.

PLANCHE I.
PHOTOGRAMME 5.
—
Colonie blanc-crème, ponctuée, non liquéfiante.

Bacillus : 3 à 4μ.
Diploc. : 2 à 3μ.
Coccus : 1μ.

Bacillus aquatilis brevis fluorescens.

Le premier bacille que nous représentons dans le photogramme 5 est celui qu'on rencontre à Vichy, dans l'air, dans l'eau du fleuve et dans les sources. C'est l'hôte le plus encombrant des milieux aériens ou aquatiques. Il n'est point pathogène heureusement.

Il provient d'une colonie, en petites lentilles, d'un blanc crémeux, sans aucune teinte jaune ; cette substance crème est assez solide, non fluidifiante et surtout, caractère important, elle est fluorescente c'est-à-dire qu'examinée à la lumière par transparence, les colonies ont successivement des teintes bleu, rouge, du plus bel effet.

La colonie contient un élément formé en bâtonnets trapus, où la soudure des éléments se fait reconnaître au milieu. Dans la préparation, nous constatons souvent des cocci ronds, puis des bacilles courts un peu plus longs que le coccus, puis la soudure de deux petits bacilles pour en former un plus long. Comme cette suture ne se fait pas toujours en ligne droite, le bacille définitif est souvent plié au milieu, et prend quelquefois la forme en virgule

Les bacilles mesurent en moyenne 4 à 5μ, les cocci isolés 1μ, et 2 cocci réunis en petit bacille, 2μ à 2μ,5.

Le photogramme 5 qui représente ce bacille à été fait au grossissement de 1.000. La préparation a été si fortement éclairée que, le fond aidant, le bacille paraît pourvu d'une capsule. C'est une illusion; ce bacille n'en comporte pas. Nous aurons plus d'une occasion de le rencontrer avec toutes ses variétés. Le premier rang lui revenait par son ubiquité.

Ce bacille est le *Court bacille de l'eau* représenté par Frankel et Pfeiffer dans leur atlas. Carle et Lustig en constatent la fréquence dans les eaux. Cet élément peut même former de très longs bacilles et des baguettes. Il s'appelle coccus, mais avec plus de raisons, *Bacillus aquatilis fluorescens* et des variétés: *albus, largus, tenuis.*

PLANCHE I ET II.
PHOTOGRAMME 6 ET 7.

Colonie irrégulière circulaire, peu surélevée, brun gris crème, non fluide, portant le tracé d'un petit cercle au sommet.

Bacille carré de 1μ.
Longs bacilles coupés carrément: de 30 à 50μ.
Baguette formant des réseaux à mailles longues.

Bacillus magnus rectangularis aquatilis.

Les photogrammes 6 et 7 se rapportent à un bacille de tout autre forme, également fréquent dans les sources de Vichy, mais beaucoup plus rare que le bacille précédent.

La colonie mesurant après cinq jours, de 4 à 5 millimètres, est irrégulièrement circulaire, un peu surélevée. La substance qui la compose n'est pas liquide, mais plutôt sèche, crémeuse, non fluorescente, et d'une couleur brun clair légèrement rouge, cuir tanné nouvellement coupé, quelquefois jaune, gris, rouge. La colonie est molle, mais n'est jamais coulante, ni surtout fluidifiante. La couleur cuir coupé peut être modifiée, passer au brun mélangé de blanc gris et avoir la couleur teinte vieille cire. Comme la couleur de la colonie peut se modifier d'après la nature et la teinte de la substance nutritive (gélatine plus ou moins foncée), nous donnons comme caractère constant : le tracé au point le plus élevé de la colonie, d'un cercle de 1 millim. gravé dans sa substance propre : à la loupe, on le trouve toujours.

Les photogrammes 6 et 7 représentent les phases principales de ce bacille. Il peut être plus ou moins large dans la même préparation, et les éléments commençant par un très minime rectangle et même un coccus, sont vite remarquables par leurs extrémités carrées. Les plus petits sont quelquefois inférieurs à 0μ,5 en carré. Mais ces formes sont susceptibles de s'accroître : le bacille s'épaissit, double de diamètre, s'allonge, et forme de longues baguettes qui, s'incurvant, se croisant en mailles plus ou moins serrées, forment en certaines préparations un lacis très élégant, à larges espaces.

Ces gros et grands bacilles mesurent alors de 30 à 40 et 50ᵘ. En largeur, ils sont en moyenne de 2ᵘ ; les bacilles de 2ᵘ,8 à 3ᵘ ne sont pas rares.

Nous n'avons trouvé nulle part la description de ce gros bacille à longues baguettes. Le bacille *vermiculosus* que nous avons cultivé ailleurs en diffère par la fluidification de la gélatine, par la couleur de la colonie bleu gris. Nous donnerons à ce bacille, très fréquent dans les eaux comme dans l'air de Vichy, le nom de *Bacillus magnus rectangularis*.

Les différentes formes de ce bacille reproduites par nos photogrammes en feront bien comprendre les phases multiples. La colonie reste stationnaire plus de vingt jours, limitée à une petite plaque de matière crémeuse, couleur gris rouge ou gris jaunâtre, d'une largeur de 6 à 8 millimètres irrégulièrement circulaire.

PLANCHE II.
PHOTOGRAMME 8.
—
Colonie membraneuse, sur liquide fluidifiant la gélatine.

Bacille en ogive, se soudant en chaînette, de 2 à 2 éléments.
de 2ᵘ de long.
de 2ᵘ de largeur.
Le bacille double 4ᵘ.
—
Bacillus submegatherium.

L'avant dernier bacille, que nous avons à décrire dans cette énumération rapide de bactéries de l'air à Vichy, provient d'une colonie fluidifiant la gélatine, formant une cupule blanche, d'un gris sale, contenant une fausse membrane épaisse. Cette cupule provenait de l'épanouissement de cercles concentriques, s'élargissant de plus en plus. La dernière circonférence était garnie de longs cils s'étendant à la périphérie sur la gélatine encore solide, qu'ils commencent à fluidifier. La colonie, formée d'une espèce de fausse membrane d'autant plus épaisse qu'on était plus au centre, flottait sur un liquide absolument incolore et transparent.

Elle contient des bacilles d'une forme particulière : isolés, ils sont ovoïdes et paraissent à un fort grossissement composés d'éléments soudés par leur face plane et terminés des deux côtés par une courbe en ogive. Chaque coccus de ce diplocoque est creux, transparent au centre, ce qui donne en effet à ce bacille double un aspect bien spécial : ce sont deux ogives réunies par un plan médian sombre, chaque ogive étant claire au centre. Les bacilles doubles se soudent à d'autres, non pas alors par une surface plane, mais seulement par un point de contact des deux courbes ogivales, de là naît cette apparence d'une chaîne articulée. L'élément initial mesure 2^μ de long et 2^μ d'épaisseur.

Le bacille double a donc 4^μ. Malgré tout, cet élément double n'a pas du tout la ressemblance du *bacillus megatherium* de Macé que nous pensons être cependant l'origine de cet élément; l'élément initial est le même, mais le bacille ne continue pas la série de 6 à 8 éléments adjacents. Il y en a 2, voilà tout. Après avoir analysé tous les caractères de ce bacille à colonie fluidifiante, blanche, concentrique, bacille à forme ogivale, ovoïde quand il est double, nous pensons avoir sous les yeux non pas une variété de levure, mais une variété du *bacillus megatherium* de Bary, décrit aussi par Eisenberg, Macé et Roux.

Notre élément diffère cependant des formes reproduites par Macé en ce que la soudure ne se fait, dans notre préparation, que de 2 à 2 éléments, tandis que dans les autres figurations, le bacille comporte 3, 4, 5 cocci réunis. Nous ajouterons à cette variété, le préfixe complémentaire *sub*, sans cacher les doutes qui entourent cette dénomination.

PLANCHE II.
PHOTOGRAMME 9.
—
Colonie sèche, non fluidifiante, à cercle central.
—
Bacillus magnus rectangularis.

Le dernier photogramme 9 provient d'une colonie dont la description et le dessin ont été relevés avec le plus grand soin. C'est une colonie de 3 à 4 millimètres de diamètre au sixième jour; elle marche donc lentement. Elle est sèche plutôt que crémeuse, et ne fluidifie pas la gélatine; d'une couleur gris rouge (cuir coupé un peu brun), elle est plutôt plate que surélevée en demi-sphère. Au centre, ou mieux à l'endroit du début de la colonie se trouve gravé, dans la substance gris rouge, un petit cercle de 1 millimètre.

Ce sont là, surement, les caractères rencontrés dans la colonie des photogrammes 6 et 7, et cependant les microbes ont tout un autre aspect. Comme la description de la colonie est faite d'après des notes prises chaque jour qui comportent la préparation du microbe, la concordance ne tolère aucun doute pour nous. Il n'y a point d'erreur possible.

Le bacille du photogramme 9 est, à n'en pas douter, quoique bien différent d'aspect, le même élément, *bacillus magnus rectangularis*, que nous avons représenté déjà sous deux aspects, dans les photogrammes 6 et 7. Ces trois photogrammes font comprendre les difficultés qu'on rencontre dans le diagnostic des éléments, quand toutes les circonstances des colonies, des germes ne sont pas sûrement relevées.

Les microbes principaux, les plus fréquemment rencontrés au début de l'été, dans l'air de Vichy, sont donc :

1. *Micrococcus flavus tardigradus.*
2. *Micrococcus cereus albus.*
3. *Staphylococcus flavus tardigradus, non liquefaciens.*
4. *Micrococcus citreus pilosus.*
5. *Bacillus aquatilis brevis fluorescens.*
6. *Bacillus magnus rectangularis.*
7. *Bacillus submegatherium.*

De ces sept espèces, deux seulement sont fluidifiantes (4 et 7) et nous comptons presque autant de bacilles que de cocci : trois pour les premiers, quatre pour les seconds ; du reste le passage de certains cocci aux bacilles se fait si souvent que cette séparation perd beaucoup de sa valeur. Certaines variétés autrefois nommées cocci sont aujourd'hui couramment baptisées *Bacilli* (Zimmermann).

Nous devons ajouter que les colonies de l'air de Vichy sont surtout composées de substance crémeuse et colorée : le jaune et le rouge y sont très fréquents. Dans certaines circonstances, nous avons trouvé plusieurs variétés du même coccus dont la colonie est teinté en rouge carmin, en rose et en rouge cactus. Nous retrouverons d'autre part quelques-unes de ces colonies avec la même apparence, mais contenant des éléments différents.

Les *staphylococci* pyogènes sont excessivement rares dans l'air de Vichy et nous n'avons jamais rencontré dans l'air de la rue le *Coccus Uræ*, si fréquent pour M. Le Professeur Pouchet; mais qu'il a trouvé dans l'air de galeries infectées par des déjections de toute nature.

CHAPITRE III

Vichy est alimenté d'eau ordinaire par l'Allier et par la Fontfiolant. Cette dernière est une source située à l'Est de la ville, sur un monticule qui permet sa distribution naturelle dans les bornes fontaines du vieux Vichy. Cette source, fraîche en été (11 à 12° centigr.), très agréable au goût, est toujours restée fort appréciée des habitants. C'est elle que les bons voisins de Cusset voulaient, déjà au XIVe siècle, détourner de Vichy et, après Cusset, ce fut le couvent des Célestins (1402) qui la réclamait.

L'Allier coule au Sud de la ville; il forme sa limite parfaite de ce côté, et de l'Est à l'Ouest en cet endroit.

Au point de vue chimique, MM. Mallat et Batillat (1883) ont démontré que l'eau de l'Allier était bien supérieure à celle de la Fontfiolant. Elle dissout le savon, et n'étaient les matières organiques et sa température, elle serait absolument potable en tout temps. Elle est distribuée, après avoir été amenée au sommet du monticule même de la Fontfiolant, par des machines à vapeur et des pompes puissantes; puis elle arrive dans les conduites ménagères avec ses impuretés et des matières organiques de toutes sortes, voire des crustacés et des ophidés!

Et cependant avec une série de filtres placés au réservoir pour arrêter les corps étrangers volumineux et avec des bougies porcelaines dans les maisons, il serait possible d'avoir à Vichy une eau abondante et parfaite. Car cette eau d'Allier ne marque que 3°,5 à l'hydrotimétrie comme l'eau de pluie, tandis que la Fontfiolant arrive à 26° hydrotimètre et se trouve néanmoins préférée par tous les habitants qui font souvent un long chemin pour venir la chercher en été. Napoléon III, quand il venait à Vichy, envoyait prendre deux fois par jour cette eau à la place des Trois-Cornets pour le service de sa table.

Mais pourquoi nous occuper de l'Allier? Quelle relation existe donc entre cette *rivière et son bassin* d'une part, et l'*eau minérale de Vichy avec son bassin*, d'autre part? Jusqu'ici, on avait cru les deux systèmes indépendants : l'eau de l'Allier provenant des eaux pluviales et les eaux minérales étant au contraire chassées de bas en haut par autant de cheminées volcaniques. Il n'en est rien, la géologie moderne a changé ces anciennes idées et pour la plupart des observateurs les plus récents, pour M. Auscher surtout, l'origine des eaux du fleuve et des eaux minérales est la même.

Les eaux pluviales de la région de l'Allier et de ses affluents, entraînées et guidées par les failles des terrains volcaniques suivent les fissures des roches, lavent et dissolvent peu à peu tous ces terrains à base de soude. La direction des failles et leur convergence déterminent la descente des eaux jusqu'à la profondeur qui leur donne la température actuelle de 34 à 40°, puis par l'orientation même de ces failles, les eaux minérales formées, se dirigent comme un fleuve souterrain avec ses branchements, en un point situé à l'embouchure du Sichon dans l'Allier (Auscher). Là existe une assise d'une profondeur extraordinaire, constituée par des marnes et des glaises imperméables, qui s'opposent à l'écoulement de ces eaux minérales vers l'Ouest. C'est pourquoi elles ont jailli à cet angle de convergence où nous trouvons les deux grandes sources mères du *Puits-Carré* et de la *Grande-Grille*. Telle est la théorie de M. Auscher.

L'*Allier* est formé par tous les petits cours d'eau qui descendent des montagnes de la rive droite où le Sichon forme la limite extrême de ses petits affluents. Sur la rive gauche aussi, plusieurs petits cours d'eau se réunissent dans l'Allier, qui devient alors le grand égout collecteur des villages, bourgs, hameaux situés sur ses berges ; mais ces eaux ne s'arrêtent plus au Sichon, comme sur la rive droite elles continuent leur marche vers la Loire. M. Dolffus, dans une brochure qui paraît être une polémique contre M. Auscher, n'admet pas les idées de ce dernier sur la direction, par les failles volcaniques, des eaux minérales en formation. Néanmoins, c'est toujours d'après ces deux auteurs au *régime pluvial* que sont dues les eaux de l'Allier et les eaux minérales du bassin de Vichy.

Le fleuve est formé par les pluies : mais une partie de celles-ci pénètre sous terre et sur place même, elle forme les eaux minérales en descendant lentement, et en lavant les roches à base alcaline. Que ces eaux en formation s'arrêtent à l'Arkose Dollfus) ou descendent en suivant l'inclinaison des failles (Auscher) — peu importe. Les deux géologues et bien d'autres avec eux, reconnaissent aujourd'hui l'unité de formation, par les eaux pluviales, du fleuve et des eaux minérales : notion fort importante, car elle nous explique certains faits connus, bien qu'un peu vagues, survenant dans le régime de ces deux espèces d'eaux. Depuis longtemps, en effet, on a remarqué à Vichy que les années de sécheresse voyaient le niveau des fontaines diminuer dans les puits, et le goût de l'eau minérale se modifier. En même temps, le lit de l'Allier était réduit à un mince filet d'eau suivant le talweg du fleuve ; comme aussi dans les périodes de longues pluies, le niveau des sources s'élevait, la température diminuait et le goût de l'eau s'altérait encore.

Tous ces changements qui étaient inadmissibles avec l'ancienne théorie geysérienne, bien que souvent constatés, s'expliquent aisément, si on admet que les eaux minérales sont entretenues par l'écoulement des eaux pluviales descendant laver les différentes couches des terrains de la région. C'est alors une formation sur place que les conditions climatologiques locales doivent influencer.

Ces modifications sont surtout sensibles aux limites reculées du bassin minéral, loin du milieu du fleuve, là où les sources nouvelles, peu approvisionnées, subissent, sur une grande échelle, l'influence de la sécheresse, de la minéralisation lente ou active, ou d'un lavage précipité.

Ainsi donc les eaux de source et l'eau de l'Allier sont accessibles à des influences communes provenant du régime pluvial. Il y aura lieu dorénavant de comparer plus attentivement les modifications survenant dans les sources et d'étudier les variations du pluviomètre comme celles de l'échelle du fleuve.

Le cours de l'Allier n'a pas eu toujours le tracé qu'il possède maintenant au sud de la ville. Avant 1862, le fleuve venait laver les pieds du rocher des Célestins. Une digue, renforcée plus tard par le nouveau parc, fut construite pour détourner le fleuve de la ville et mettre un terme à des inondations terribles de tout un côté du vieux Vichy. L'Allier coule aujourd'hui à 100 mètres de la source des Célestins; mais il n'a pas perdu ses droits, car dans les crues un peu fortes, la digue produit l'effet d'une cloison entre deux vases communiquants qu'elle partage imparfaitement, et l'eau passe sous ces fondations, sous les parcs et se retrouve à son niveau dans le sable souterrain.

Le niveau de ces deux sources des Célestins (Célestins anciens n° 1, Célestins nouveaux n° 1), est alors bien au-dessous, dans ces circonstances, du niveau surélevé du fleuve. Des travaux d'étanchéité ont été pratiqués pour protéger ces deux sources contre l'invasion de l'Allier. Mais il arrive aussi que l'eau du fleuve peut produire l'effet d'une digue et arrêter le cours habituel des eaux venant de la ville et des terrains supérieurs. Ces eaux chargées de matières organiques de toute sorte prennent alors le niveau supérieur du fleuve et submergent les sources qu'elle respectaient en temps ordinaire avec un écoulement libre. Quoi qu'il en soit, aux Célestins, les sources, en temps de crue, étaient autrefois fortement contaminées par l'Allier et contenaient de ce fait beaucoup plus de microbes que les autres fontaines.

L'eau de l'Allier peut-elle agir sur d'autres sources? M. Auscher pense que *toutes* les eaux du bassin de Vichy proviennent d'une cheminée principale formée au point de concentration de ces eaux souterraines, aux environs du Puits Chomel et du Puits Carré. L'eau ascensionnelle se répand dans les quatre à six couches de sable et alimente ainsi tout le bassin minéral jusqu'à Saint-Yorre.

Qui pourrait dire que les eaux de l'Allier ne pénètrent pas dans ces six couches de sable dont la section affleure sur ses berges en plus d'un point. Dans les crues, quoi de plus rationnel que l'infiltration de l'Allier dans ces premières couches et jusqu'à la profondeur de 40 mètres.

Heureusement les captages de la Grande-Grille, de l'Hôpital et quelques autres sources sont établis sur le tuf même, roche cristallisée, résultat des dépôts séculaires de ces eaux. La contamination directe ne peut s'effectuer à travers ces parois naturellement étanches ; mais n'oublions pas l'influence du régime pluvial et disons aussi que l'infection des branchements, en sens opposé au courant de l'eau, *a tergo*, n'est impossible ni pour les mélanges chimiques, ni pour les microbes.

Voilà pourquoi, il nous a semblé utile de connaître les bactéries du fleuve avant de nous occuper de celles des sources. Nous retrouverons peut-être des éléments communs pour l'air, l'Allier et nos sources. Nous nous occuperons de la numération des microbes de l'eau d'Allier et de la Fontfiolant, en ne décrivant toutefois que les principaux.

MICROBES DE L'ALLIER

Le nombre des microbes contenus dans un centimètre cube d'eau d'Allier, telle que nous la recevons dans nos maisons est infiniment trop considérable pour que les numérations puissent se faire sans diluer l'eau.

Expérience I. — Une goutte d'eau d'Allier mélangée à 28 gouttes d'eau bouillie deux fois, a donné (le gramme étant à 20 gouttes), 26 à 30 colonies par centimètre carré. Ce qui donne avec la superficie de notre boîte Pétri : 1.058.400 germes par gramme.

Ce chiffre indique une eau dangereuse.

Expérience II. -- Cette expérience a été conduite plus lentement en conservant la gélatine au frais, pour obtenir une réunion moins rapide des colonies vesiculaires entre elles. Nous avons pu compter plus sûrement le nombre des germes qui s'élevait à 1.037.232.

Ces expériences concordantes établissent le degré de pureté de l'eau d'Allier distribuée commee au ménagère dans les quatre cinquièmes de la ville.

Nous avons cherché à représenter ce degré d'impureté par la photographie de cultures d'eau d'Allier.

EXPÉRIENCE III. — Deux gouttes d'eau d'Allier sont incorporées dans la gélatine de quatre boîtes de Pétri, le 20 février 1893 ; deux jours après, le 22, les deux premières boîtes sont photographiées ; elles donnent une quantité considérable de petits points blancs qui sont autant de colonies. Leur nombre est encore doublé à la loupe. Ce sont les photogrammes 1 et 2 (Eau d'Allier, planche III).

Les deux autres boîtes sont photographiées les 23 et le 24 au troisième et au quatrième jour. Ce sont les photogrammes 3 et 4, planche III.

Il est aisé de suivre sur ces deux figures les modifications survenues dans la forme des colonies. Elles commencent à se confondre, à former de grands espaces liquides. Un jour de plus et toute la surface de la gélatine serait couverte du liquide de fusion.

Si le lecteur veut bien se reporter plus loin aux photogrammes représentant les cultures des sources Hôpital, Grande-Grille, Mesdames, il se formera de suite un jugement sur la pureté de l'eau de l'Allier, cotée à 1.050.000 germes au gramme. Et encore nous rappelons que la boîte ensemencée ne contenait que deux gouttes d'eau tandis que le gramme en contient vingt. Une représentation exacte devrait donc avoir dix fois plus de petites colonies blanches ; ce serait une surface complètement blanche, sans intervalle de gélatine.

La cause de ces impuretés n'appartient peut-être pas entièrement au fleuve et il faut croire que le passage de l'eau dans les conduites, dans les réservoirs des maisons, placés dans les greniers, mal fermés, jamais nettoyés, augmente singulièrement la teneur microbienne de l'eau d'Allier ; car d'autres auteurs (Roman et Collin) ont donné :

A la prise d'eau : au milieu. . . . .   520 germes
—   — au bord   1000   —
—   — aux bornes des rues .   2950   —

EXPÉRIENCE IV. — Nous avons, le 7 janvier 1895, pris un échantillon d'eau d'Allier à la borne fontaine de notre rue : l'expérience a été faite avec la plus grande rigueur pour la stérilité des récipients et des substances nutritives.

Dans 3 boîtes Pétri ayant reçu 1/2 gramme d'eau d'Allier, nous avons trouvé après trois jours les nombres de colonies suivants :

1re boîte 410
2e — 287   1055 dont la moyenne est 351
3e — 358

Ce qui donne pour le gramme d'eau d'Allier, 700 microbes aux bornes fontaines.

Cette expérience a été faite après une période de froid assez vif, loin de la dernière crue du fleuve et des dernières pluies.

Cette différence si considérable du nombre des germes pendant l'été et pendant l'hiver nous imposait un dernier contrôle comparatif entre l'Allier et la Fontfiolant.

Cette expérience a été faite le 11 février 1894 ; 1 gramme d'Allier pris à la borne-fontaine et 1 gramme de la Fontfiolant pris aussi à la borne-fontaine, le même jour, à vingt minutes de distance, ont été ensemencés dans la gélatine nutritive aseptique après les précautions d'usage.

L'Allier a fourni dans les deux boîtes Pétri :

La première. . . . 488 } Moyenne. . 424
La seconde . . . . . 360 }

Ce qui donne 424 germes au gramme ; c'est le chiffre le plus bas auquel nous soyons arrivé comme teneur des microbes de l'Allier. Mais le résultat de l'expérience pour la Fontfiolant est encore bien plus étonnant et nous renvoyons le lecteur au chapitre de cette eau. (Voyez Planche IV, Photogramme V.)

Après avoir représenté l'aspect des cultures de microbes, provenant de l'Allier, nous étudierons les principales colonies en donnant la description et les photographies des éléments qu'elles contiennent.

PLANCHE IV.
PHOTOGRAMME 5.
Allier.
—
Colonie ponctuée blan-
che, non fluidifiante,
crémeuse,   fluores-
cente.

Bacil. 1μ,2.
Diam. 0μ,2 0μ,4.
—
Bacillus aquæ minimus
fluorescens.

Le photogramme 5 (planche IV) qui réprésente les premiers microbes de l'Allier, par rang de taille inverse, c'est-à-dire le plus petit, devrait être un coccus, mais l'examen à l'immersion nous a bien vite démontré que cet élément malgré son petit volume était un diplocoque et même un bacille; à l'œil nu ce photogramme semble contenir les mêmes éléments que le photogramme 7 de l'hôpital (planche XV), le *bacillus flavus tardigradus*, bacille très petit dont les dimensions ne dépassent pas 0μ,3 et même moins, affectant la disposition en chaînette. Ici, peu de chaînette saprophytes, peu de coccus véritables. A l'immersion, l'élément se décompose en deux cocci clairs au centre et formant un bâtonnet. Sa longueur ne dépasse point 1μ,2, ce qui réduit chaque élément à 0μ,5. C'est bien la dimension du coccus flavus tardigradus. Mais notre diplocoque sous cet aspect est en voie de prolifération.

La colonie est formée par un petit mamelon un peu blanchâtre, crémeux, fluorescent et très peu fluidifiant.

Nous avons aussi rencontré ce microbe dans les eaux de l'Hôpital, et alors sous les deux aspects. L'état primitif normal est bien un petit bacille plein, formé par deux cocci : l'élément est régulièrement constitué malgré son extrême brièveté. Toutefois ces courts bacilles se soudent, s'allongent et arrivent à fournir des éléments de 3μ, et même des baguettes de 6μ assez bien calibrées. Nous renvoyons le lecteur au photogramme (planche XV), Hôpital, pour la comparaison de deux éléments très voisins.

Quel est le nom de ce petit bacille? Les deux caractères de la fluorescence, de la blancheur, nous semblent avec la forme de l'élément devoir le faire nommer *Bacillus aquæ minimus fluorescens*. Ce bacille se rapproche beaucoup de celui figuré par Zimermann, sous le nom de *Bacillus aquæ fluorescens tenuissimus*. Mais la qualification *tenuissimus* appartient à un autre bacille, qui forme presque une famille.

PLANCHE IV.
PHOTOGRAMME 6.

Colonie rouge pointillée.
2μ,2 long.
0μ,9 large.

Bacillus cinnabareus.

Le photogramme 6 provient de colonies assez nombreuses sur la gélatine et faciles à reconnaître par leur coloration. Ce sont en effet de petits points rouges carmin, de 1 millimètre de diamètre à croissance lente. La masse de la colonie était crémeuse, sèche et non fluidifiante.

Elle contient des éléments en diplocoques, de grosseurs variées, ne se soudant pas toujours en ligne droite. Cette jonction ne forme pas un bacille parce que entre les cocci, l'étranglement reste longtemps visible : le type définitif n'est pas un bacille régulier ; et cependant on le nomme maintenant *Bacillus*.

PLANCHE IV.
PHOTOGRAMME 7.

2μ,6 long.
0μ,4 larg.

Bacillus miniaceus.

Le photogramme 7 est fourni par une colonie semblable à celle du photogramme 6 ; même nuance ; carmin foncé ammoniacal, même lenteur et même consistance dans l'état de la substance.

Il est certain que les éléments sont ici plus petits que dans la figure précédente et d'autre part, leur forme de suture n'est pas la même que dans le photogramme 6. A l'immersion, il est aisé de reconnaître la fusion des deux cocci s'allongeant pour se réunir ; nous ne retrouvons pas le 8 du chiffre des cocci de la colonie précédente, et cependant la colonie était la même d'aspect et de couleur. Toutes ces petites contradictions prouvent que dans la distinction des éléments, les caractères les plus tranchés en apparence sont passibles de grandes modifications.

Ces deux cocci sont trop différents toutefois pour porter le même nom. Le premier coccus formé en bacille diplocoque mesure en moyenne 2μ,2 de long et 0μ,9 à 1μ de large. Le caractère du bacille qui doit avoir 6 de long sur 2 de diamètre de large, fait donc défaut pour certains diplocoques ; mais d'autres cocci réunis mesurent 3μ,5 sur 1μ et remplissent alors les conditions du vrai bacille.

Le coccus du photogramme 7 mesure, deux cocci réunis : 2μ,6 à 2μ,5 et à peine 0μ,4 de large au milieu qui est précisément le point le plus mince, le bacille ayant la forme en bissac allongé au centre.

Zimmermann prenant pour caractère la couleur rouge de la colonie, distingue cinq variétés de *bacilles*, mais les caractères qui leur sont assignés ne nous laissent douter qu'entre le *bacillus miniaceus* et le *bacillus cinnabareus*. Nous avons encore dans l'eau des sources une autre colonie rouge, du même ton que celle de l'eau de l'Allier et qui contient des cocci de forme toute différente. La coloration rouge est donc insuffisante pour la classification. Nous nommerons le premier bacille du photogramme 6 (planche IV) *bacillus cinnabareus* et le deuxième du photogramme 7 (planche IV) *bacillus miniaceus*.

Les trois éléments que nous venons de décrire sont les seuls qui pourraient être rangés parmi les cocci; mais il est certain aussi que la forme générale dans ces colonies arrive plus souvent au bacille qu'elle ne reste au coccus. Le nom de coccus ne peut être conservé que si ces cocci ne prennent pas en réunion des formes véritablement bacillaires, et c'est ce qui a lieu. Dans les colonies suivantes l'hésitation n'existe plus.

Les colonies, les plus communes dans les cultures d'eau d'Allier, celles qui obligent à hâter le moment des photographies ou des descriptions, parce qu'elles détruisent tout, sont ces vésicules à liquide louche, à fluidification prompte autour d'elles, qui ont été reproduites dans les photogrammes cultures 3 et 4 (Allier). Les photogrammes 8, 9, 10, 11 (planche IV, Allier) proviennent tous de colonies vésiculaires, très abondantes dans cette eau, dont elles sont une caractéristique. La colonie du photogramme 8 est formée par une vésicule blanche, ayant au début, au centre, un point blanc épais. La vésicule s'étend par des cercles concentriques, alternants, opaques et transparents. Dans quelques vésicules, toutes les zones se mélangent et le liquide vésiculaire est louche, mais non caillebotté.

PLANCHE IV.
PHOTOGRAMME 8.

Colonie vésiculaire.
Bacilles.
Long. 1μ, à $1\mu,5$.
Larg. $0\mu,2$.

Bacillus aquæ tenuissimus.

Cette vésicule contient un des plus petits bacilles que nous ayons rencontrés; malgré ce petit volume ce court bacille est très bien formé. Il mesure à peine 0µ,5 à 1µ de long sur 0µ,2 à 0µ3 de large, quelquefois encore beaucoup moins en longueur. Mais dans ces fins bacilles, l'immersion laisse reconnaître des sutures en séries, avec intervalles clairs. Ce ne sont pas cependant des chaînettes saprophytes.

Tous ces bacilles se rattachent au genre *Bacillus aquæ tenuis, tenuissimus, subtenuis*, d'après leur largeur et leur diamètre. La colonie est toujours une vésicule à liquide louche.

Le photogramme 8 est le *bacillus tenuissimus*.

PLANCHE IV.
PHOTOGRAMME 9.
—
Long. 2µ,0.
Larg. 0µ,2 à 0 ,3.
—
Bacillus aquatilis tenuis[1].

Le photogramme 9 provient aussi d'une vésicule, à marche plus rapide, et du même aspect, point central blanc, cercles concentriques blanchâtres, transparents et alternants.

Ici l'élément est un peu plus fort déjà. Il mesure 0µ,2 en diamètre et 2µ,01 en longueur. Ce qui différencie ce bacille du précédent, c'est que nous ne trouvons pas de forme en diplocoques. Ces bacilles sont bien calibrés et n'offrent pas d'incisures médianes. Presque tous les éléments ont le même calibre et la même longueur.

PLANCHE IV.
PHOTOGRAMME 10.
—
Sporulation à l'extrémité ou générale.
Long. 2µ à 4µ.
Diam. 0µ,3.
—
Bacillus aquatilis tenuis[2].

Le photogramme 10, provenant aussi d'une vésicule louche à point central, muni d'un plus fort diamètre, à marche plus rapide, contient des bacilles très bien formés et très réguliers.

Leur longueur varie de 2µ à 5µ; leur diamètre se tient aux environs de 0µ,3 à 0µ,2. Ils sont déjà susceptibles de former des baguettes.

Enfin dans quelques éléments plus développés, il était possible, à la loupe, sur la photographie, de reconnaître plusieurs spores, dont la première paraît être toujours placée à l'extrémité du bacille, qui sous cette influence se renfle un peu et change alors d'aspect : c'est le *bacillus aquatilis tenuis*[2].

PLANCHE V.
PHOTOGRAMME 11.
—
Long. 5 à 6µ.
Dim. 0µ,3 à 0µ,4.

Bacillus aquatilis sub-
tenuis (a vesicula).

Le photogramme 11 (planche V) provient de deux vésicules rapides formant
de suite un liquide louche grisâtre, à forte
odeur, liquéfiant en une nuit un large
segment de la boîte Pétri.

Les bacilles de cette colonie sont bien du
même genre que les bacilles des photogrammes précédents,
mais ils ont des dimensions plus fortes.

Ces bacilles étaient en voie de sporulation comme les éléments du photogramme 10 (planche IV). Leur longueur est
de 5 à 6µ, leur largeur de 0µ,3 à 0µ,4. Mais ces dimensions
peuvent se doubler en longueur, le diamètre ne variant que
très peu.

Nous nommerons ces bacilles *Bacillus aquatilis subtenuis*,
car ils sont arrivés à une période de développement qui permet à peine de leur conserver le caractère de délicatesse qui
résulte de la dénomination.

A toutes ces variétés, nous ajoutons le mot (*a vesicula*) pour
rappeler l'origine commune de la colonie, fluidifiante, vésiculaire.

PLANCHE V.
PHOTOGRAMMES 14, 15.
—
Colonie blanche, cré-
meuse, fluorescente,
non liquéfiante.
Long. de 1µ à 2µ.
Diam. 0µ,3
—
Bacillus brevis aquæ
fluorescens.

Nous avons consacré les deux photogrammes 14, 15, à la représentation d'un
élément qui, avec les colonies vésiculaires
précédentes, est le plus fréquent des microbes de l'eau.

La colonie est une substance blanche
crémeuse, formant vite le volume d'une
lentille, ne dissolvant pas la gélatine ou très lentement et en
dessous pour s'isoler. Cette matière est *fluorescente*, c'est-
à-dire que vue par transparence, elle donne des reflets de
spectre dans les couleurs bleu et rouge des deux extrémités,
avec vigueur. Quand on prend un fragment de la colonie pour
la mettre sur le porte-objet, elle s'étire comme le fil de soie
d'un cocon.

Cette colonie blanche irisée, brillante, vernissée, marche
lentement d'abord, puis sous l'influence de la température,

elle s'étend et fuse sur la gélatine qu'elle recouvre d'une couche mince et blanchâtre.

Les photogrammes 14, 15, planche V, représentent les différents aspects des éléments contenus dans cette colonie : courts bacilles formés de deux cocci, bacille trapu, quelquefois un peu plus aminci aux extrémités, quelquefois un peu plus allongé. Ces deux cocci s'éloignent en s'étirant après s'être soudés. La jonction reste longtemps visible sur le bacille constitué. Ces éléments mesurent de 1 à 2_μ en longueur et en largeur de $0_\mu,3$ et $0_\mu,5$ et même $0_\mu,8$.

Ce bacille est celui que Frœnkel et Pfeiffer ont décrit comme un des plus fréquents dans l'eau, sous le nom *bacillus brevis aquœ fluorescens*; c'est le nom que nous lui donnerons aussi après avoir lu les descriptions qu'en font tous les auteurs.

La comparaison des deux photogrammes 14, 15 indique des différences assez grandes et montre dans l'aspect les difficultés du diagnostic de ces microbes dans les préparations, si la nature de la colonie n'était pas connue.

PLANCHES V ET VI.
PHOTOGRAMMES 16, 17.

Colonie blanc grisâtre, légère, non fluide, non fluorescente, s'avançant en surface et peu épaisse.

2_μ à 4_μ. long.
$0_\mu,2$ à $0_\mu,1$ larg.
Zone médiane claire.

—

Bacillus coli communis

Ces deux photogrammes 16, 17 (planches V et VI) ont été pris dans une même colonie et cependant les microbes ont un aspect assez différent l'un de l'autre ; d'autre part, la finesse de ces éléments ne facilite pas leur qualification.

Nous avons placé ce bacille à côté du précédent parce que la colonie a quelque analogie avec celle du microbe ci-dessus (*bacillus aquæ brevis fluorescens*). La colonie des photogrammes 16 et 17 est blanche, mais n'est pas ponctuée; elle est mince, nuageuse, si on la compare à celles des photogrammes précédents elle s'épanche sur la gélatine restant superficielle et de peu d'épaisseur, brillante, vernissée, et un peu rosée sur ses bords où elle a la teinte de la gélatine. Elle n'est ni fluorescente, ni liquéfiante de la gélatine.

Le bacille mince mesure de 2_μ à 5_μ de longueur, et reste à $0_\mu,3$ ou $0_\mu,2$ de largeur. A *l'immersion*, les éléments se décomposent pour quelques-uns en une zone transparente médiane isolée par des zones épaisses, mais ce ne sont pas des spores, c'est une conformation spéciale, signe propre à cet élément.

Le photogramme 17 contient moins d'éléments que le précédent, ils paraissent mieux formés et plus distincts ; ils proviennent du reste de la même colonie. Quelques bacilles laissaient bien voir la zone claire médiane, signe propre à cet élément.

Ces deux bacilles sont assez caractérisés pour être reconnus comme étant le *bacillus coli communis* ; mais nous avons voulu dès lors en avoir des cultures suivies dans l'acide phénique à 5 pour 100, et à 1 gramme pour 100 de bouillon. Ces cultures faites suivant les méthodes habituelles c'est-à-dire avec un bouillon normal, aseptique, peptonisé, nous ont donné des préparations où le bacille prenait un aspect un peu différent : ici un peu plus long et granuleux, là un peu plus court et mieux formé.

PLANCHE V
PHOTOGRAMME 12 ET 13.
—
Bacillus coli communis,
(culture)

Nous donnons les photogrammes de deux cultures d'eau d'Allier dans le bouillon phéniqué à 1 pour 100 ; planche V, photogramme 12 et 13. Le photogramme 12, planche V, est une préparation colorée à la solution de Ziehl : elle contient des cocci, des sarcines, des staphylo, des bacilles, des baguettes de toute nature. L'eau est à 83 pour 100 dans le liquide phéniqué. C'est l'état de l'eau à la fin de trente-six heures. Déjà au milieu de ces bacilles, il en est de courts, mal colorés, qui sont des *bacilli-coli* indiscutables, mais déjà altérés.

La deuxième préparation, planche V (photogramme 13), provient de bouillon inoculé avec cette eau du premier bouillon. Elle contient une *culture pure* tirée du *bacillus coli*. Tout se décolorait par la méthode de Gram. Ces bacilles de culture sont beaucoup plus gros que ceux des photogrammes 16 et 17 provenant de colonies sur gélatine.

Le quatrième bouillon après les tubes de six heures, avec l'inoculation à nouveau, suivant la méthode Péré, donnait un liquide sans éléments, sans bacilles.

Ce *bacillus coli communis* est fréquent dans l'eau du fleuve, et cela se comprend si l'on se rappelle que les villages voisins (et il en est qui touchent Vichy) envoient sur les rives toutes leurs eaux de toute nature dans le grand collecteur, l'Allier.

Nous n'avons pas trouvé dans l'Allier le bacille d'Eberth qui se rapproche du *bacillus coli communis* par quelques caractères, mais qu'il est permis de différencier par les cultures et les réactions : Lustig a donné un excellent tableau de la séparation de ces deux éléments et la question est encore fort agitée en ce moment. Malgré toutes nos investigations, le bacille typhoïde n'a jamais été trouvé dans l'eau du fleuve.

PLANCHE VI.
PHOTOGRAMME 18.

Colonie blanche à large
surface fluorescente,
liquéfiante.

0μ,5 à 2μ long.
0μ,2 larg.
Zones claires.

**Bacillus liquefaciens,
fluorescens brevis**

Ce photogramme provient d'une colonie qui fournit une large surface blanche, vernissée, brillante, fluorescente, rapide dans sa marche et recouvrant la moitié d'une boîte de Petri en quatre jours, lorsqu'à côté d'elle des colonies du *bacillus brevis aquæ*, restaient au diamètre de 2 à 3 millimètres. La colonie est légèrement fluidifiante, sécrétant au-dessous d'elle un liquide transparent qui la sépare de la gélatine.

L'élément est un court et très fin microbe, mesurant souvent 0μ,5 de long et 0μ,2 de diamètre : ils peuvent se souder entre eux et former de longues baguettes, comme il en existe une au centre du photogramme. Dans les plus petits bacilles mesurant à peine 0μ,5 sur 0μ,2 on constatait au milieu, une zone noire ayant de chaque côté une zone claire. Chaque élément porte une zone transparente et c'est leur soudure qui donne à ces séries multiples, leur aspect spécial de zones alternativement claires et sombres.

Le caractère de la liquéfaction et de la fluorescence permet de classer ce bacille dans l'une des variétés du *bacillus fluorescens liquefaciens brevis*, et le sépare absolument du *bacillus coli* ou d'analogues, dont il n'a en général ni la structure, ni l'aspect, ni la longueur.

PLANCHE VI.
PHOTOGRAMME 19.
—

Colonie en rosace jau-
nâtre, blanche, den-
telée, fibreuse.

Bacilles: de 1μ à 10μ long.
de 0μ,7 larg.

Bacillus radiatus aqua-
tilis.

La colonie qui a fourni les éléments du photogramme 19 est bien différente de celles qui précèdent dans la microbiologie de l'Allier. C'est une substance disposée en rosace; elle est formée par une ma- tière fibreuse d'un ton général jaune ci- tron. La surface de cette rosace offre un centre ponctué, blanc, d'où partent des rayons fibreux tracés dans la substance de la colonie, et gagnant jusqu'à la circon- férence dentelée. Ces rayons bien tracés sont coupés par des circonférences qui représentent successivement les limites anciennes de la colonie : réunis en faisceaux, ils forment des dentelures périphériques et la circonférence est alors di- visée en six segments, par des incisions un peu profondes ; cette colonie, en résumé, est donc une membrane fibreuse à rayons divergents, et en rosace dentelée sur les bords.

L'élément contenu est un long bacille mince, délicat, disposé en feutrage par la réunion des baguettes. Celles-ci affectent plusieurs formes : elles sont droites, incurvées en S ou U, coudées sous tous les angles. La préparation contient beaucoup de longues baguettes, mais aussi des cocci primitifs et de très courts bacilles, qui ont à peu près 1μ,01 à 0μ,9 de long sur 0μ,9 de large. Les bacilles moyens ont déjà 8 à 10μ et peuvent arriver à des baguettes, de 12 à 14μ. Nous rencontrons encore un grand nombre d'éléments, longs bacilles, remplis de plu- sieurs espaces clairs, irrégulièrement placés dans la longueur.

Tous ces caractères nous permettent de classer ce bacille dans le genre *Bacillus radiatus aquatilis* d'Eisenberg.

PLANCHE VI.
PHOTOGRAMME 20, 21, 22.
—

Colonie: pellicules blan-
ches, liquide incolore.
Gros bacille, soudé sous
tous les angles.

Bacillus : 6 à 7μ.
1μ. larg.
1μ. Coccus central.

Bacillus implexus.

Ces trois photogrammes contiennent les variétés d'un même bacille. La colonie était formée d'une subtance blanche, mais d'un blanc pur et mat. Ce sont des pelli- cules plissées, froissées, comme du linge vieux d'une blancheur parfaite. Elles sur- nagent dans un liquide transparent, abon- dant, qui dissout vite la gélatine.

Ces pellicules sont assez larges et peuvent dépliées, mesurer un demi-centimètre; elles ont un quart de millimètre d'épaisseur.

Le bacille contenu est le plus volumineux que nous ayons rencontré dans l'Allier. Il a 6 à 7μ de long sur 1 de large.

Les éléments formateurs qui sont de courts bacilles carrés se soudent sous tous les angles et donnent au long bacille l'aspect d'un U, d'un S, ou de longues baguettes infléchies. Il est nécessaire de bien examiner les trois photogrammes pour suivre les variétés de ce bacille.

Mais ce qui n'existe pas dans ces photogrammes, ce sont précisément les formes initiales; ce sont de petits bacilles carrés, ayant 1μ, et se réunissant en zooglées, puis dans un point voisin commencent les bacilles, puis les baguettes. Sur certaines préparations faites avec un peu de la substance coloniale et d'eau distillée, bien émulsionnées, on obtient des éléments très nets, disposés en longues mailles élégantes.

D'après toutes nos recherches, ce bacille est le *bacillus implexus*, bien que le bacille figuré sous ce nom, par Zimmermann s'éloigne assez du nôtre. Il ne faut pas confondre ce bacille avec le *bacillus magnus rectangularis* (de l'air); les préparations se ressemblent souvent, mais les colonies diffèrent absolument. Le *bacillus implexus* est fluidifiant, colonie blanche, de fausses membranes; le *bacillus magnus rectangularis* vient d'une colonie gris-rouge, sèche ayant au centre un petit cercle gravé.

L'eau d'Allier contient donc douze microbes que nous classerons tous parmi les bacilles, en dernière analyse.

1. *Bacillus aquæ fluorescens minimus* (non fluid.).
2. *Bacillus aquæ cinnabareus* (non fluid.).
3. *Bacillus miniaceus* (non fluid.).
4. *Bacillus aquæ tenuissimus a vesicula* (fluid.).
5. *Bacillus aquæ tenuis¹ a vesicula* (fluid.).
6. *Bacillus aquæ tenuis² a vesicula* (fluid.).
7. *Bacillus aquæ subtenuis a vesicula* (fluid.).
8. *Bacillus brevis aquæ fluorescens* (non fluid.).
9. *Bacillus coli communis* (non fluid.).

10. *Bacillus brevis fluoresc. liquef* (fluid.).
11. *Bacillus radiatus aquatilis* (fluid.).
12. *Bacillus implexus* (fluid.).

Cinq sont non fluidifiants, sept liquéfient la gélatine.

On dirait que les colonies fluidifiantes sont l'apanage des eaux de mauvaises qualité, impures et saprophytiques. Parmi ces bacilles, un seul est commun à l'air, le *bacillus brevis aquæ fluorescens*, mais il ne faudrait pas oublier que nous n'avons pris dans l'Allier que les éléments les plus constants, ceux d'hiver. L'eau du fleuve et l'air, contiennent en été bien d'autres éléments : à commencer par les *cocci pyogenes albus* et *aureus* qui demandent une température douce pour se développer

Dans cette eau de l'Allier, le bacille pathogène qui domine, c'est le *Bacillus coli communis*. Il s'y trouve en présence de deux autres espèces très communes, le *bacillus brevis aquæ*, bacille banal sans caractère nocif, et le *bacillus tenuis* à colonie vésiculaire, à nombreuses variétés, fournissant des bacilles de toute longueur et de tout calibre qu'on pourrait aisément confondre dans une même préparation avec le *bacillus coli*. Mais il est aisé de les séparer : le *bacillus tenuis* vésiculaire se colore très bien par le Gram., le *bacillus coli* à colonie crémeuse légère, sèche, ne se teinte pas par cette méthode. Quoi qu'il en soit, le *bacillus tenuis*, et le *bacillus coli communis* comme le *bacillus brevis aquæ* donnent à cette eau un caractère saprogène qui concorde mal avec sa valeur hydrotimétrique.

L'eau de la Fontfiolant n'a jamais fourni ce *bacillus coli*.

CHAPITRE IV

Cette eau de source vient des terrains marnocalcaires d'un monticule qui domine la ville à l'Est et supporte maintenant tous les bâtiments du nouvel hôpital. Les malades ne reçoivent cependant pas une goutte de cette excellente eau. Elle est toujours agréable au goût, et de tout temps, elle a été fort appréciée par les deux villes, Vichy et Cusset. L'eau d'Allier au contraire est toujours fade, suspecte comme bacilles pathogènes, souvent malpropre, terreuse, et d'une température qui ne permet pas de la boire immédiatement en été. Cependant il ne faudrait pas oublier que l'eau de la Fontfiolant contient 0,134 de carbonate de chaux, 0,056 de sulfate et autres sels de chaux, et 0,025 de sels de magnésie, sels qui ne permettent à cette eau ni de dissoudre le savon, ni de cuire les légumes. D'autre part, Mallat analysant la substance cristallisée, à l'intérieur des conduits de cette source, l'a trouvée composée de carbonate calcaire en grande quantité, d'une petite quantité de magnésie, de sulfates et d'autres calcaires. Nous dirons en outre que les quartiers de Vichy où cette eau est distribuée présentent de temps en temps des cas de goitre aigus. Il n'est pas d'années où nous n'ayons à soigner plusieurs cas de ces hypertrophies thyroïdiennes prenant chez des adultes, femmes, un développement hypertrophique et douloureux rapide qui cède à quelques mois de préparations iodées.

Toutes ces circonstances, malgré la froideur, le bon goût de cette source, ne s'opposent-elles pas à ce que l'eau de la Fontfiolant soit bue d'une manière courante? Nous pensons en effet qu'il est utile d'en alterner l'usage avec celui des autres eaux de Vichy. Mais malgré tout, jusqu'ici la Fontfiolant est

souvent recherchée de préférence à l'Allier par les habitants
mêmes qui ne considèrent que les qualités gustatives immé-
diates.

Passons à la comparaison bactériologique de la Fontfiolant
et de l'Allier. Pour faire cet examen, nous avons pris les por-
tions de la Fontfiolant à examiner dans une cruche métallique,
couverte, remplie chaque jour à l'une des bornes de la ville
fournissant cette eau. Car à Vichy, un petit segment seul de la
population, et aux bornes fontaines seulement, reçoit cette
eau considérée comme la plus fraîche, la plus agréable : mais
la source est insuffisante pour être donnée à toute la ville.

Expérience I. — Avec toutes les précautions voulues, une boîte
de Pétri a reçu 4 gouttes (à 20 le gramme) de la Fontfiolant. Au
3° jour, nous pouvons compter une moyenne de 32 germes par
centimètre carré ce qui donne pour la boîte entière 1984, et pour
le gramme 9,900 germes en chiffres ronds.

Si nous remontons aux mêmes chiffres de l'Allier, nous
voyons que la Fontfiolant contient 1,027,332 germes en moins
par gramme, c'est-à-dire quatre fois moins que l'eau du
fleuve. Et encore avons-nous pris les conditions les plus ordinaires de la vie, celles où l'eau est le moins protégée et
souffre de l'impureté d'un récipient.

Nous avons alors pratiqué une deuxième analyse en prenant aseptiquement l'eau de la Fonfiolant à une borne fontaine, sans la faire passer dans le récipient quotidien, comme
dans la première expérience.

Expérience II. — Trois boîtes de Pétri ont été ensemencées à 4
gouttes chacune. Le nombre moyen obtenu, pour toutes ces boîtes,
a été de 940 germes par gramme. Ainsi le fait seul du transport
de cette eau dans un récipient habituel et du séjour dans une
cruche métallique suffisent pour décupler le nombre des microbes
qu'elle contient dans les conduits.

Ces expériences très démonstratives demandent à être me-
nées rapidement parce que beaucoup de ces colonies sont vésiculaires, fusent vite et entraînent la gélatine voisine qui
n'est plus qu'un liquide fétide. Toutefois, nous avons cherché

à représenter ces cultures de la Fontfiolant sur gélatine, en photogrammes.

Le *Photogramme* 1, planche VII, représente la gélatine ayant reçu deux gouttes d'eau Fonfiolant, sans dilution, prises dans la cruche de fer d'usage quotidien. C'est l'eau qui avait donné 9900 germes par gramme (Exp. I). Ce photogramme, examiné à la loupe, montre bien la quantité de germes de cette eau. On reconnaissait sur les bords déjà quelques vésicules assez fortes et cependant l'expérience n'avait que deux jours de date à 18°. En réalité, ce photogramme donne le nombre des colonies que contient un décigramme d'eau, l'ensemencement ayant été fait à 2 gouttes et le gramme en contenant 20.

Le *Photogramme* 2 est la même boîte au 4° jour. Le changement des colonies en vésicules est assez net; il s'accentue principalement dans la rainure de la boîte. Encore 24 heures et toute la surface sera noyée sous le liquide des colonies vésiculaires, fluidifiant rapidement la substance nutritive.

Rien ne peut mieux faire comprendre la différence, en quantité microbienne des deux eaux, pour l'Allier et la Fontfiolant, que la comparaison du photogramme pour les deux sources au deuxième jour. Le photogramme de l'Allier (planche III) est un piqueté, dense, inséparable. Celui de la Fonfiolant laisse bien reconnaître l'espace qui sépare les colonies. Au quatrième jour, le diamètre des colonies remplace leur nombre, et la différence d'aspect est peut-être déjà moins tranchée sous l'influence de la liquéfaction.

EXPÉRIENCE III. — Nous avons ensemencé 2 boîtes de Pétri en laissant tomber 10 gouttes d'eau non diluée, prise à la borne, sur 10 points de gélatine préalablement fondus avec un corps métallique chaud. La photographie a été faite au 3ᵉ jour. (Photogrammes 3 et 4, Fonfiol.)

Cette expérience a très bien réussi en ce sens que chaque goutte a donné lieu à un centre de culture qui a vivement progressé et fluidifié la gélatine. Au cinquième jour tout était confondu en un lac tenant toute la boîte. Inutile de dire que les microbes de ces larges cultures par goutte étaient d'espèces fluidifiantes. La Fontfiolant contient dans certains moments à peu près parties égales d'espèces liquéfiantes et de colonies sèches. Malgré toute l'impuissance de ces photogrammes, il est certain qu'ils fournissent à l'esprit une base de jugement bien plus facile à établir et bien plus frappante que l'estimation numérique.

Notre dernière expérience comparative de l'eau d'Allier et de l'eau de la Fontfiolant (voyez Allier, cultures, page 128), chacune étant prise à la borne-fontaine en février, a donné les résultats suivants inattendus.

EXPÉRIENCE IV. — Le 11 février, l'analyse a donné pour l'Allier 424 germes en moyenne, ce qui est un fort beau minimum pour l'eau des bornes fontaines. Nous ne l'avions pas encore constaté dans nos analyses.

Les boîtes de Pétri ensemencées avec l'eau de la Fontfiolant le même jour, au bout de 44 heures ont fourni des colonies en nombre si minime (8 à 10) que nous avons cru à un accident dans la préparation de ces boîtes de gélatine, accident inexpliqué du reste ; mais la différence de ce quotient : 10, avec les chiffres antérieurs de la Fontfiolant était telle qu'il y avait lieu à contrôle nouveau.

Le 16 février, voyant qu'après quatre jours les boîtes Pétri ne donnaient rien de plus, nous avons fait 2 nouvelles expériences : Les boîtes Pétri ayant une autre gélatine, ont reçu 1 gram. d'eau Fontfiolant puisée par nous à la borne fontaine et le 18 nous avons encore ensemencé à la même dose 12 tubes et 1 boîte Pétri.

Voici le résultat au 24 février, soit 6 jours après :

Boîte Pétri   1ʳᵉ boîte. . . . . . 18 germes
               2ᵉ   — 20
               3ᵉ   — 17
                                 ──
                                 55 Moyenne 18

Ainsi cette expérience ultime confirme déjà pour les boîtes, la première recherche que nous avions considérée comme erronée.

Les 12 tubes ont donné au 25 février, dernier jour où la

numération a été possible, les vésicules envahissant tout : 22
colonies en moyenne, parmi lesquelles 4 colonies vésiculeuses
par tube, comme il résulte des chiffres suivants :

Tube 1 — 20 colonies	Tube 7 — 25 colonies
2 — 26	8 — 26
3 — 25	9 — 15
4 — 28	10 — 18
5 — 23	11 — 13
6 — 23	12 — 22

Total : 264. — Moyenne : 22.

La boîte Pétri a donné aussi juste 22 colonies, le 23 février.
On reconnaît la parfaite concordance de ces 13 numérations et la moyenne de ces chiffre.

16 février . . . . 18 colonies par tube
18   —   . . . . 22 colonies par boîte

La moyenne serait de 20. $\overline{40}$

C'est ce chiffre 20 qui fixe la valeur de la source Fontfiolant
dans son maximum de pureté en février 1894.

D'après ces analyses conduites avec la dernière sévérité, nous
voyons que la Fontfiolant, après une période de sécheresse
relativement assez longue, par un temps un peu humide, qui
arrête les poussières, ne contient presque pas de microbes.

L'Allier a bien profité de ces circonstances extérieures communes ; car de 1 million de germes en été, il est tombé en
février à 424 colonies par gramme.

La Fontfiolant est passée de 9.900 à 20 colonies par centimètre cube. D'après les proportions des germes de l'Allier aux
deux époques, le coefficient de la Fontfiolant devrait être de
100 environ dans cette dernière analyse, et il est encore quatre
fois meilleur, soit 20. Mais il ne faut pas oublier que cette
eau est véritablement une eau de source, probablement aseptique à sa naissance, et qu'elle est souillée seulement par des
causes adventices, après sa sortie du sol.

La conclusion forcée de ces recherches est que les précautions à formuler pour la Fontfiolant sont les mêmes que

pour les sources d'eaux minérales. Les eaux de la Fontfiolant doivent être captées à leur sortie de la terre : il est dangereux de les exposer dans un réservoir à découvert où elles reçoivent tous leurs germes et beaucoup de corps étrangers. Bien captées, bien conduites, elles n'ont besoin d'aucun filtre et doivent être absolument séparées des eaux de l'Allier avec lesquelles elles ne sauraient être mélangées. Malgré leur défaut de composition chimique, elles sont à certains momentssi pures, elles peuvent avoir un état amicrobien si parfait qu'il est nécessaire de les protéger sur tout leur parcours. Avec leur fraîcheur naturelle, elles fourniraient alors une boisson savoureuse, justement recherchée malgré sa surcharge en sels de chaux.

MICROBES DE L'EAU FONTFIOLANT

Le premier microbe que nous examinons provient d'une de ces vésicules d'ensemencement qui avaient pour origine une goutte de la Fontfiolant déposée sur un point de gélatine, remis en liquéfaction par un corps métallique chaud. Les photogrammes 3 et 4 ont parfaitement reproduit ces points d'ensemencement.

La préparation qui a fourni le photogramme 5 ne contient qu'un seul microbe, petit bacille assez large. Dans une vésicule de cette dimension, il est peu probable qu'une seule colonie ait existé au début. Il faut donc admettre que l'espèce la plus vigoureuse a fait disparaître les autres, restant seule pour vivre dans ce nouvel habitat. C'est un détail assez curieux de la vie sociale de ces infiniment petits.

PLANCHE VIII.
PHOTOGRAMME 5.
—
Vesicule artificielle d'ensemencement.
Elément unique.
De 2μ,2 à 4μ long.
1μ,4 larg.
—
Bacillus aquatilis liquefaciens brevis.

La colonie était formée par une pellicule blanche, épaisse, soutenue par un liquide louche et c'est ce liquide qui contenait les éléments reproduits dans le photogramme 5 (FF).

Ceux-ci forment à leur maximum de développement des bacilles diplocoques qui ont en moyenne 2$^\mu$,2 de longueur et quelquefois 4$^\mu$. Le coccus initial est un élément de 1$^\mu$,4. Formés en bacille, les deux cocci augmentent encore de longueur et de diamètre, mais restent légèremnet étranglés à la partie médiane.

Zimmermann a représenté dans son deuxième fascicule [1], à la planche I, n° 6, des microbes qui se rapprochent incontestablement du nôtre, lequel serait cependant un peu plus petit.

C'est le *bacillus fluorescens liquefaciens*. Dans notre vésicule la fluorescence n'a pas été constatée ; l'origine de la colonie était multiple ; néanmoins, elle était fluidifiante, blanche, crémeuse, caractères des bacilles de Zimmermann. Malgré quelques incertitudes, nous pensons que c'est bien le *bacillus aquatilis liquefaciens brevis*, variété du court bacille de l'eau, si fréquent dans l'eau de toute nature. Notre élément s'en rapproche et, en tenant compte de toutes ces circonstances, nous donnerons à ce photogramme 5 le nom de *bacillus aquatilis liquefaciens brevissimus*.

PLANCHE VIII.
PHOTOGRAMME 6.
—
Coccus : 0$^\mu$,6.
Bacil. : 2$^\mu$,5.
—
Bacillus minutus (Zim),
vel Coccus aquatilis
fluorescens (Macé).

Le photogramme 6 a été pris sur une préparation provenant d'une colonie lenticulaire, blanche, vernissée, opalescente, marchant lentement et limitée au diamètre de 1 mill. 3 et par conséquent non fluide.

L'élément qu'elle contient est un coccus saprophyte formant des chaînettes caractéristiques. Il mesure à peu près 0$^\mu$,6 de diamètre. Il a été bien décrit par Bolton, qui le regarde comme une des espèces les plus communes de l'eau.

Ce sont ces cocci que Zimmermann a rangés dans les bacilles, tout en faisant remarquer qu'ils peuvent à peine se séparer des cocci. Cet auteur le dénomme *bacillus minutus*. Cependant cette dénomination nous paraît incomplète, car elle oublie le caractère spécial de l'élément qui est saprophyte. Il est vrai que la jonction de deux cocci peut être considérée non comme diplocoque, mais comme bacille. Nous reconnais-

_____

(1) Zimmermann, *Bacteriologische Diagnostik, zweite Reihe*. Chemnitz, 1894.

sons en outre que dans la préparation, on constate quelques
éléments formés en baguettes droites dépassant 2ᵘ,5, véritables bacilles où les rainures ne sont plus visibles. Mais ces
bacilles sont très rares dans le champ des photogrammes.

Nous avons voulu exposer à ce propos le pour et le contre
de la nomenclature de Zimmermann. Vu d'une façon générale, notre photogramme représente bien un coccus saprophyte; les grossissements de 1000 permettent seuls d'en faire
un bacille (Zimm.).

Nous porterons les deux dénominations *Coccus aquatilis
fluorescens* (Macé) et *Bacillus minutus.*

PLANCHE VII.
PHOTOGRAMME 7.
—
Coccus de 0ᵘ,6.
Diploc. 2ᵘ,2.
—
Coccus Cinnabareus.

Le photogramme 7 représente les cocci
d'une colonie couleur rouge carmin, petit
point de 1 mill. 5, peu actif, substance
molle, un peu sèche, mais non liquéfiante.
Nous avons déjà rencontré cette colonie,
avec la même couleur, la même forme,
dans les cultures de l'Allier et nous en avons figuré le microbe dans les photogrammes 6 et 7 (Allier) planche IV. Si
nous comparons ces deux photogrammes de l'Allier avec la
photographie des éléments de notre colonie de la Fontfiolant,
nous constatons de grandes différences. Le *coccus cinnabareus* est souvent dans l'eau de l'Allier un diplocoque évo-
luant véritablement vers la forme bacillaire. Dans la Fontfiolant, notre colonie de même couleur renferme au contraire un
coccus, et même un staphylococcus bien isolé, bien formé,
constituant des diplocoques, et de longues chaînettes sans que
jamais la forme bacillaire apparaisse. C'est bien la description de Macé [1] et de Roux (Lyon) [2]. Ces cocci mesurent
environ 0ᵘ,25 à 0ᵘ,6. Le diplocoque gagne 2ᵘ,2.

Nous lui conserverons le nom de *cinnabareus* bien que la
comparaison avec les photogrammes 6 et 7 de la planche IV
ne plaide pas en faveur de ce nom, et moins encore la compa-

[1] Macé, de Nancy, *Traité pratique de bactériologie,* 2ᵉ édition, Paris, 1892.
[2] G. Roux, *Précis d'analyse microbiologique des eaux,* suivi de la description et de la diagnose des espèces bactériennes des eaux.

raison avec une colonie carminée de la source Mesdames que nous verrons ultérieurement.

PLANCHE VIII.
PHOTOGRAMME 8.
—
Long. 0μ,9.
Larg. 3μ.
Baguettes 7 à 8μ. en chapelets.
—
Bacillus umbilicatus.

Le photogramme 8 provient d'une colonie blanche, crémeuse, peu fluante, née d'une goutte d'eau Fontfiolant déposée sur gélatine fondue en un point de la boîte de Pétri.

L'ensemencement n'avait pas produit de vésicules, mais une colonie de substance blanc-gris, crémeuse et marchant assez vite. Une autre préparation, contenant le même microbe provenait d'une colonie par incorporation. Elle était aussi crémeuse, blanche, molle, marchant vite à la superficie de la gélatine.

L'élément de ces deux colonies est un diplocoque vrai, trapu, perdant rapidement la séparation médiane et formant un bacille court et large. Il mesure en longueur près de 3μ, en largeur 1μ à 0μ,9, et rentre si l'on veut dans la condition des bacilles. Zimmermann [1] a figuré, 42, planche V de sa monographie, un bacille court dont la ressemblance avec le nôtre est frappante; dans la description, il constate que ce bacille forme des baguettes ayant 7μ de long, ce que nous avons pu vérifier dans nos préparations. Ces baguettes, toutefois bien que constituées solidement, conservent l'apparence des cocci réunis et ne sont pas régulièrement calibrées.

Quoi qu'il en soit, nous adoptons ce diagnostic *Bacillus umbilicatus* surtout à cause de la grande similitude des deux photographies.

La préparation qui a fourni le photogramme 9, provenait d'une petite colonie constituée par un point blanc, crémeux,

PLANCHE VIII.
PHOTOGRAMME 9.
—
Colonie ponctuée, blanche, crémeuse, fluidifiante, dans une vésicule.
Diploc. 2μ en long.
0μ,6 en larg.
—
Bacillus devorans.

fluidifiant, né de l'ensemencement par gouttes de la Fontfiolant. Ce point blanc s'était formé un peu en dehors de la vésicule, par une éclaboussure de la goutte tombant sur la gélatine, mais lui appartenant véritablement.

L'élément est encore un petit bacille

---

(1) Zimmermann, *Bacteriologisch: Diagnostik.*

diplocoque pouvant former des bacilles beaucoup plus longs. Le court bacille mesure à peine 2ᵖ sur 1ᵖ de large; mais le champ de la préparation contient des microbes ayant 4ᵖ de long sur 1ᵖ de large. Le coccus ne dépasse pas 0ᵖ,7.

Nous relevons quelque chaînettes saprophytiques dans certaines parties de la préparation. Quatre à cinq cocci se disposent en monome et l'immersion nous démontre bien que tel est le mode de formation des bacilles réguliers de 5 à 6ᵖ; alors le bacille s'effile à ses extrémités et conserve cette forme.

Le photogramme 10 provient d'une préparation faite avec le liquide d'une vésicule blanche, ayant creusé vivement un

PLANCHE VIII.
PHOTOGRAMME 10.
—
Vésicule blanche, fluidifiant vite.
Coccus diplocoque irrégulier. — Bacille.
1ᵖ,2 en diploc.
à 3ᵖ, bacille.

Coccus devorans.

tube de gélatine. Cette vésicule, à point central primitif, devient vite irrégulière, fusant le long du tube, et déposant le liquide dans le sinus inférieur. C'est ce liquide qui a fourni les éléments du photogramme 10.

Ces cocci ont une grande analogie avec ceux du photogramme précédent; ils sont un peu plus petits, forment moins facilement des bacilles réguliers et se disposent au contraire plus souvent en chaînettes saprophytes. Deux cocci soudés ne mesurent pas plus de 1ᵖ à 1ᵖ,2; un coccus isolé ne dépasse point 0ᵖ,5 à 0ᵖ,4. Les chaînettes de cinq à six éléments en ligne sont fréquentes.

Après avoir lu toutes les descriptions des bacilles *liquéfiants* ne produisant pas de matière colorante spéciale, et mesurant de 1ᵖ à 3ᵖ sur 0ᵖ,6, marchant vite, d'après surtout la description de G. Roux, nous pensons que ces deux microbes des photogrammes 9 et 10 sont deux variétés très voisines du *bacillus devorans*.

PLANCHE IX.
PHOTOGRAMME 11.
—
Long. 2ᵖ à 4ᵖ.
Larg. 0ᵖ,6
Coccus 0ᵖ,5.

Bacillus mucosus.

L'élément de ce photogramme provient d'une colonie blanche germée en goutte sur la gélatine après l'ensemencement de points remis en fusion par un corps chaud appliqué sur cette gélatine. La masse entière de cette substance blanche ne comprenait qu'une variété de microbes; tous les autres, comme nous l'avons constaté sur d'autres cultures, avaient disparu. Ce bacille peut donc être considéré comme le plus robuste de tous les microbes qui occupaient primitivement la culture. (Photogrammes 3 et 4, Fontfiol., planche VII.)

Ce bacille, représenté exactement au photogramme 43, planche V, de Zimmermann, est bien le bacille *mucosus*. La description qu'en donne cet auteur répond aux caractères de la colonie et de l'élément figuré sans le moindre doute.

Ce bacille provient aussi de la jonction des cocci un peu coudée et l'étranglement de la soudure donne aux jeunes bacilles la forme incurvée, à renflements terminaux, qui disparaît pour faire place au calibre régulier de l'élément.

Les bacilles anciens mesurent 2$^\mu$,9 à 3$^\mu$ de long et 0$^\mu$,6 à 0$^\mu$,7 de diamètre transverse. Les cocci descendent à 0$^\mu$,4 0$^\mu$,5 de diamètre. Les bacilles encore incurvés et minces au centre gagnent souvent 4$^\mu$,3 en longueur. Ce bacille se rapproche beaucoup par sa colonie et sa forme du *court bacille de l'eau* si fréquent.

PLANCHE IX.
PHOTOGRAMME 12.

—

Colonie blanche, ponctuée, crémeuse, non fluidifiante, fluorescente.

Long. 4$^\mu$. — 3$^\mu$.
Larg. 2$^\mu$. — 1$^\mu$,6.
Coccus 2$^\mu$.

—

Diplococcus fluorescens albus.

Les éléments de ce photogramme sont constitués par des cocci volumineux formant des diplocoques et des chaînettes.

Le coccus n'a pas l'apparence creuse du staphylocoque, et sur la préparation, ces diplocoques ont nettement la forme en 8 de chiffre, par la persistance de la rainure à la jonction.

Nous avons rencontré des formes analogues dans l'eau de l'Hôpital, en huit de chiffre creux au centre (planche XVI, photogramme 15), mais un peu différentes : l'une des préparations donnait des diplocoques en voie de sporulations franches, creux au centre et transparents.

Ce gros coccus, qui serait sûrement un bacille pour Zimmermann, nous semble devoir être maintenu parmi les diplocoques, parce que l'incisure de la jonction persiste et que la préparation ne présente pas de bacille véritable uniformément calibré. Ses mesures sont les suivantes : longueur moyenne

4ᵘ à 3ᵘ. Cocci, 2ᵘ. Largeur 2ᵘ à 1ᵘ,6. Elles ne sont pas dans les proportions voulues du bacille.

Ce diplococcus à colonie crème blanche, non fluidifiante et fluorescente, doit être classé parmi les variétés du *Diplococcus fluorescens albus.*

PLANCHE IX.
PHOTOGRAMME 13.
—
Colonie lenticulaire, jaune, sèche. Bacillus à renflements terminaux.

Long. 4ᵘ.
Trans. 1ᵘ.
Baguettes 8ᵘ,5.

Bacillus janthinus.

Une vésicule, provenant de l'ensemencement de deux gouttes Fontfiolant dans un tube, avait absorbé le matin même de l'examen une petite colonie voisine lenticulaire, sèche, jaunâtre, que je surveillais pour l'isoler : la vésicule m'a devancé.

Le liquide de la fusion comprend donc deux éléments : 1º des cocci appartenant à la vésicule, rares dans le photogramme ; 2º des bacilles d'aspect particulier.

Ils sont renflés à chaque extrémité, minces au milieu. Cet élément se joignant à un autre, sous tous les angles, mais aussi en ligne droite, il existe alors un renflement médian et un autre à chaque extrémité du nouveau bacille. Sur ces éléments séparés, la partie médiane du bacille est quelquefois transparente, et les deux extrémités restent obscures.

Le bacille simple mesure plus de 4ᵘ en long et 1ᵘ transversalement. Deux bacilles en lignes droites mesurent 8ᵘ,5.

Ce bacille est assez difficile à déterminer à cause de la rapidité avec laquelle la colonie a disparu. Cependant le caractère de la petite colonie jaune, sèche, lenticulaire nous fait penser que nous avons sous les yeux le *Bacillus janthinus* de Zimmermann. La description qu'il en donne répond ici à notre observation, comme son photogramme 13, planche II. Gabriel Roux a donné son historique [1].

PLANCHE IX.
PHOTOGRAMME 14.
—
Bacillus magnus rectangularis.

Le bacille représenté dans le photogramme 14 provenait d'une colonie grise, peu étendue, crémeuse, et portant un petit cercle au milieu de la surface : colonie irrégulière, non fluide, et très lente.

(1) Roux. *Précis d'analyse microbiologique des eaux.* Paris, 1892.

Ce bacille avec toute son évolution passe de la forme pres-que carrée de 2ᵘ aux bacilles de 8 à 10ᵘ, enfin aux longues ba-guettes. Celles-ci, dans une préparation très fine et diluée à l'eau distillée, forment un réseau à longues mailles où les baguettes mesurent tout le champ du microscope (photogramme 15).

Ce bacille et sa colonie, bien caractéristiques, ont été trouvés dans l'eau de l'Hôpital (planche **XIX**, photogrammes 32 et 33), et de la Grande-Grille (planche **XII**, photogrammes 15 et 16). Il a surtout comme caractère d'avoir les extrémités coupées carrément : les plus petits bacilles sont des carrés, ou des rec-tangles ; quelquefois les extrémités sont légèrement plus larges que le corps de l'élément, la section restant toujours droite, ce qui change un peu l'aspect du microbe. Il forme en plein développement de larges mailles à fibres granuleuses, espacées comme le figure ce photogramme 15. Nous n'avons pas trouvé dans les auteurs la description de ce bacille, que nous dési-gnons sous le nom de *Bacillus magnus rectangularis*.

Il doit être nettement séparé du *vermiculosus* dont la colo-nie est tout à fait différente (voir *Hôpital*).

La source Fontfiolant contient donc comme microbes prin-cipaux et les plus fréquents :

1. *Bacillus aquatilis brevissimus liquefaciens* (fluid.).
2. *Bacillus minutus vel coccus aquatilis fluorescens* (non fluid.).
3. *Bacillus coccus cinnabareus* (non fluid.).
4. *Bacillus umbilicatus* (non fluid.).
5. *Coccus devorans* (fluid.).
6. *Bacillus mucosus* (fluid.).
7. *Diplococcus fluorescens albus* (non fluid.).
8. *Bacillus janthinus* (non fluid.).
9. *Bacillus magnus rectangularis* (non fluid.).

Les nᵒˢ 1, 5, 6 sont seuls liquéfiants.

Cette eau de fontaine répandue dans des conduits de la ville pour quelques quartiers, contient donc neuf variétés princi-pales de microbes dont six non fluidifiants. Nous nous rappe-lons du reste que les cultures ne présentaient que peu de vé-sicules et surtout des colonies sèches.

Le bacille *magnus rectangularis* est commun à l'air et à Fontfiolant.

Le bacille *cinnabareus*, est le seul commun avec l'Allier. La Fontfiolant ne contient ni le *bacillus tenuis* et ses nombreuses variétés, ni le *bacille coli com.* le plus pathogène que nous ayons rencontré dans ces analyses. Cette différence bactérienne confirme bien l'origine et le parcours différents des deux eaux. La Fontfiolant est une eau de source qui est captée et distribuée dans des conduits fermés. L'Allier est une eau de pluie polluée immédiatement par les villages riverains. La Fontfiolant est donc avec raison, malgré sa légère infériorité chimique, recherchée pour sa fraîcheur et sa pureté microbienne que le bon sens populaire avait pressentie.

CHAPITRE V

L'eau de la Grande-Grille est la plus ancienne de Vichy. C'est elle que les documents les plus reculés, le mémoire de Nicolaï, représentent déjà comme la source principale de Vichy. Le géographe de Charles IX, dans son énumération si fidèle des villages du Bourbonnais, signale à Vichy « plusieurs sources de fontaines chaudes » près le moustier; « ces sources forment deux baings chaulx : le principal est un puys en forme ovale de 4 pieds de profond, 5 1/2 de long, 4 1./2 de large. L'eau s'écoule dans un autre grand bainc quasy triangulaire, lequel à l'un des bouts a pareillement un bouillon chaud, sortant d'un puys caché dedans ladite eau de profondeur merveilleuse et de là va escouler l'eau du côté vers l'église ». Nicolaï [1] dont le mémoire est orné d'une vignette, la plus ancienne figuration des bains de Vichy, décrit bien la Grande-Grille, au baing triangulaire et le puys carré plus à gauche, vers l'Allier, avec le baing ovale. Ces deux grandes sources que connaissaient déjà les Romains n'ont pas cessé de couler depuis cette époque en présentant peut-être quelques minimes variations dans leur débit et leur température.

Après les ténèbres du moyen âge dont la trace peut être cependant suivie à Vichy grâce aux monnaies de l'époque qu'on trouve à chaque instant près des sources, c'est J. Banc, docteur à Moulins, qui, vers 1605, parle le premier de la source Grande-Grille, du Puys-Carré et des Célestins. Claude Mareschal, docteur de Montpellier, publie la *Physiologie des eaux minérales de Vichy*, en 1676, et après lui Lormœus, l'homme

---

(1) Nicolaï, *Le Bourbonnais en 1569*. Moulins, Desroziers.

politique de Richelieu, et Ant. Joly (1675) et Fouet, parent de
Lormœus(Delorme, 1684), commencèrent cette série de mono-
graphies d'où nous exhumons la physionomie primitive de
notre ville.

Bien après eux, Lassone (1751), qui fut intendant des eaux
minérales comme médecin du Roy, constate que la source naissant à 5 pieds de profondeur est recueillie dans un bassin de
5 pieds de diamètre, *dominant le sol de un pied*. Elle est recouverte d'une grille de fer et protégée par un pavillon de six colonnes.

Depuis cette époque jusqu'à nos jours, les médecins qui ont
mesuré la température de la Grande-Grille, ont trouvé des
chiffres variables. C'est d'abord 32°, 34°, puis 39°, 18 (Lassone)
Desbrest 35°; Fouet avait donné 43°. En 1854, la cheminée de la
source ayant été coupée, élargie, l'eau passa subitement de 32°
à 44°. En 1872, Durand de Lunel inscrit 41°8. C'est le chiffre
constaté dans ces derniers temps. Il s'est donc produit en moins
de 150 ans des différences qui peuvent atteindre jusqu'à 9 de-
grés. Ces chiffres n'ont rien qui puisse nous étonner, étant
admis, comme la plupart des géologues modernes le com-
prennent, que l'eau minérale provient des eaux pluviales,
dont elle doit par conséquent ressentir les variations. Il serait
même fort intéressant de prendre systématiquement la température de cette eau pendant une série d'années, comme celle
de l'air extérieur, en même temps que les chiffres du pluviomètre, pour fixer d'une façon précise les relations de ces trois
facteurs.

L'eau de la Grande-Grille fut tout d'abord employée, en dehors du puits réservé aux buveurs, à remplir les baignoires
creusées dans les chambres de la maison du Roy depuis
Henri III : l'eau passait ensuite à la piscine des pauvres au
midi des chambres particulières, puis se perdait vers l'Allier.

Après la maison du Roy, longue de 52 pieds, large de 21,
élevée NS entre les deux sources, vint la construction d'un
bâtiment dont nous retrouvons la place dans les plans de l'é-
poque (1740), bâtiment qui eut de suite l'orientation de la galerie N des constructions actuelles. La Grande-Grille fut en-

clavée dans un pavillon à six colonnes, à l'extrémité nord-est de la nouvelle galerie. Mais au moins les premiers projets avaient respecté l'espace qui entourait les sources, et formait la place des Bains. Voisins des Fontaines, étaient les Capucins dont le jardin possédait une belle promenade plantée d'arbres, mise à la disposition des buveurs. Ce couvent, très étendu était au nord de la Grande-Grille et à 60 mètres de la Galerie.

Plus tard les filles de Louis XV, Mesdames Victoire et Adélaïde de France (1785), firent encore des embellissements dans les galeries balnéaires : mais on peut dire que depuis plus de 150 ans, les lignes actuelles du bâtiment des sources étaient fixées et restèrent immuables. Les maisons les plus élevées de Vichy se concentrèrent vers la Grande-Grille au risque de la cacher et de l'étouffer. Les premiers intendants des eaux sous Henri IV, Aubery Jean nommé par Rivière alors premier médecin du roy, Drouin, Bompart (1639), avaient été mieux avisés et dans ce bourg des Bains, près Vichy, ils avaient su garder une grande place autour de cette source si précieuse.

Sera-t-il possible aujourd'hui de remédier à cet état, à ce danger ?

Mais revenons à l'eau même de nos sources et aux desiderata à formuler pour leur état de pureté absolue.

En 1891, dans notre travail sur la Grande-Grille, nous avions été amené à formuler des demandes fermes. Or, par un concours singulier de circonstances, une partie de ces réformes a été appliquée, d'urgence, il est vrai, à la source de l'Hôpital, en mars 1894, et voilà que le 24 et 27 mars, à l'Académie, une discussion s'est engagée à ce sujet, dans laquelle le rapporteur M. Albert Robin a bien voulu rappeler les desiderata formulés dans notre travail de 1891. Pour la propreté de l'eau, nous avions signalé le danger résultant de la promiscuité de verres à peine lavés dans l'eau de la vasque, et plongés au moyen d'une gamelle rouillée, au milieu du bouillon de la source. C'est la contamination directe de l'eau par la salive des malades et l'eau d'Allier.

Nous avions signalé le danger des poussières secouées par

50,000 buveurs, poussières arrivant juste au niveau de la surface de la source, laquelle, au lieu d'être surélevée d'un pied, comme Lassone l'écrivait en 1750, se trouve aujourd'hui de quelques centimètres en contrebas dans une petite fosse circulaire.

Enfin nous constatons l'insuffisance des dégagements autour de la Grande-Grille, insuffisance telle qu'en juillet et août l'atmosphère de cette galerie devient un danger pour les malades cardiaques ou asthmatiques, sans compter les contributions souvent lourdes levées par les pickpockets internationaux.

Or sans bruit, ni tambour, le 2 mai 1894, la Grande-Grille, jusqu'alors exposée à tous les vents, recevait, comme l'Hôpital, une pyramide vitrée, polygonale et tronquée. Des tubes abducteurs permettent de remplir les verres sans souiller l'eau du Griffon, et ces verres sont lavés sur des coquilles-cuvettes recevant de l'eau tiède.

La réforme demandée se poursuit donc heureusement : toutefois nous insisterons aujourd'hui sur deux points importants touchant à la vitalité de la Grande-Grille :

1° Le dégagement de la source ;

2° Sa protection contre les infiltrations organiques du sol.

Le dégagement de la source n'est pas à discuter comme nécessité ; il suffit en effet de voir une seule fois, à 9 heures du matin ou à 4 heures du soir, les abords de la Grande-Grille pendant le mois d'août, pour comprendre qu'il est impossible de faire stationner 10,000 personnes dans un point où 500 seulement peuvent tenir. Il arrive alors, comme nous l'avons constaté, que les malades, fatigués, désespèrent d'atteindre la source et rentrent chez eux. Si cette circonstance se représentait souvent, il est évident que ces malades seraient bien vite perdus pour Vichy, et se dirigeraient l'année suivante sur une autre ville d'eau.

Mais où prendre le terrain pour dégager la source ? La réponse ne comporte pas deux solutions, parce que la source ne peut sans danger de toute nature être déplacée : ces détonations sourdes, ce puits toujours agité, secoué exercent une attraction invincible sur le malade qui veut voir son eau bouil-

lonner, fumer, et la prendre quand elle vient de l'enfer, toute
chaude et vive.

Ces conditions si curieuses, en effet, de la Grande-Grille,
autant que sa puissante action immédiate, nous amènent des
malades de tous les points du monde.

Donc laissez la source à sa place, protégez-la par une pyramide vitrée, distribuez l'eau par des tubes abducteurs, faites
laver les verres en dehors de la source : un grand pas est ainsi
fait tout récemment pour la conservation de l'eau et sa pureté,
comme il a été fait à l'Hôpital.

Quant au dégagement des abords de la source, une seule
mesure reste possible : transformer en arcades-promenade et
sur une profondeur de 12 mètres, tout le rez-de-chaussée des
maisons qui regardent et entourent la source. Vous aurez ainsi
un large espace demi-circulaire, qu'il serait nécessaire de compléter par l'abandon d'un segment de 6 à 8 mètres de rayon pris
sur les cabinets de bains d'hommes, côté nord-est, c'est-à-dire
sur ceux qui bloquent la Grande-Grille de ce côté. Détournez les
voitures en les forçant à prendre les rues latérales, pour obtenir la tranquillité des buveurs dans les environs de la source.
Modifiez le bitume et le macadam, origine de la poussière sou-
levée. Eloignez enfin les petites boutiques qui gênent la circu-
lation déjà si pénible en ces endroits, alors la Grande-Grille
reprendra son atmosphère salubre ; nous verrons disparaître
cet aspect de foire grossière, où les malades pressés, tracassés,
refoulés, volés et mécontents, s'éloignent en maugréant contre
une ville qui prend si peu leurs intérêts quand eux lui apportent
des millions.

Assurément, c'est une forte dépense, mais elle peut être
modérée par le motif incontestable d'utilité publique et au
moment d'une mutation prévue et annoncée. L'utilité publique
n'est pas niable : chaque jour en été la pharmacie voisine reçoit une ou deux personnes, tombées en syncope en s'approchant de la Grande-Grille. De l'air, de l'espace, pour les
10,000 malades qui viennent se guérir à cette source! c'est le
moins qu'on puisse accorder quand on a vu les encombrements
de la saison d'été.

La Grande-Grille, d'après M. Auscher, naît tout à fait à l'extrémité de la Grande-Cheminée génératrice de nos eaux minérales, de plus elle est captée immédiatement par un tube métallique sur le tuf cristallisé, de telle sorte que tout mélange reste impossible avec l'eau des terrains voisins de l'Allier, dans les crues, jusqu'aux premières couches perméables. Le fait est vrai, indiscutable et repose sur des faits établis géologiquement.

Mais le jet que donne la source de la Grande-Grille n'est pas la seule fissure marchant sous les lames marneuses voisines ; nous savons que dans la section de la cheminée en 1854, si le régime de la Grande-Grille fut amélioré, un coup de mine fit jaillir une source d'eau bouillonnante dans la cave d'un hôtel voisin ; en un mot tout autour de la Grande-Grille existent des ramifications d'eau minérale, silencieuses aujourd'hui, comprimées, mais très abondantes dans tout ce rayon du Puits-Carré, des sources des Acacias (Lucas-Prunelle), de l'Hôpital et même des Célestins.

M. Auscher (p. 40) écrit la remarque suivante sur l'état du sol à l'intérieur de Vichy :

« Si la première couche sableuse, assez voisine du sol de Vichy, est gravement contaminée par toutes les fosses d'aisances de la ville et ce, grâce au manque absolu d'égouts, il est douloureux de constater qu'à l'intérieur de Vichy, la deuxième couche, sise à 35 mètres de profondeur moyenne, est également contaminée ». Peu de personnes savent à Vichy qu'un tronçon d'égout, le ruisseau des Rosières, sec dorénavant à partir du boulevard des Célestins, continue sa route, recevant toujours les vidanges des hôtels, et passe sous les maisons de la rue Burnol pour traverser le vieux parc à 40 mètres à peine de la Grande-Grille. Or cet égout, maintenant sans écoulement rapide, n'a aucun caractère d'étanchéité. Voilà qui explique pourquoi la première et la deuxième couche de sable du sous-sol de Vichy ne sont pas exemptes de substances azotées, ni de microbes. En effet, si nous prenons les sources qui naissent dans la deuxième couche de sable : Parc, Dubois, et à plus forte raison celles ne dépassant pas la première couche, les

Célestins, nous y relevons toujours des chiffres de microbes considérables. MM. Roman et Colin ont donné 470 col. pour le Parc, 385 col. pour Dubois et 450, 2,000, 3,000 pour les Célestins. Quels chiffres donneraient donc des sources forées dans le rayon de la Grande-Grille où les infiltrations des fosses, les égouts mal cimentés peuvent largement empoisonner les fissures communiquant avec la source principale. Mais ces fissures une fois infectées, la propagation du mal n'a pas besoin du sens du courant pour se propager. Les solutions chimiques, les organismes vivants, s'étendent en vertu d'autres lois que la pesanteur et remontent fort bien le sens d'écoulement si lent des eaux souterraines.

La Grande-Grille est captée à son point de sortie sur le tuf cristallisé, c'est vrai, mais sa cheminée, dans sa partie imperméable ne descend pas au-dessous des bandes de sable qui, d'après Auscher, sont l'origine de l'alimentation de tout le bassin. Du reste en admettant même les théories de M. Dollfus, les sources de l'Hôpital, des Célestins, de Lucas sont en rapport avec la Grande-Grille et alimentées aussi par le puits principal. Si ces sources, si les fissures du sous-sol sont contaminées, le mal peut gagner *a tergo* et revenir dans les eaux du conduit principal par les couches sablonneuses affleurant dans ce grand conduit. Voilà où est le danger et son caractère général s'étendant sur tout le sol de Vichy n'en augmente-t-il pas la gravité?

On peut penser cependant que l'infiltration du sous-sol n'a pas encore atteint, dans le rayon de la Grande-Grille, la profondeur du sol qui dépasserait la cheminée cristallisée, ni les fissures conduisant aux sources voisines. Car jusqu'ici en effet la Grande-Grille est restée l'une des sources les plus pures de Vichy et même du monde entier.

Quelle est sa teneur en microbes?

En 1891, des expériences que nous avons entreprises sur les sources minérales de Vichy, nous avaient conduit à donner à la Grande-Grille : comme teneur moyenne des microbes, *neuf* germes par gramme. Dans leur travail fort complet sur les numérations microbiennes des sources de Vichy, MM. Roman et Colin ont trouvé huit (en 1892).

Nous avons repris quelques numérations depuis 1892.

EXPÉRIENCE I. En décembre 1892. — 1 goutte d'eau Grande-Grille dans 14 tubes de gélatine tiède et fluide, a donné après six jours : 7 colonies pour la totalité des 14 tubes (les gouttes à 20 au gramme). Cette expérience donne donc 10 colonies par gramme.

EXPÉRIENCE II. Le 15 mars 1893. — Quatre tubes recevant chacun 10 gouttes Grande-Grille ont fourni en tout 20 colonies.
Le gramme contient donc encore 10 colonies.

EXPÉRIENCE III. Le 18 mars 1893. — Six tubes gélatine reçoivent chacun 10 gouttes Grande-Grille. Ils ont donné 18 colonies, soit 6 colonies pour 20 gouttes ou le gramme.

La moyenne de ces trois expériences est de 8,6 germes. Nous arrivons donc à peu près au chiffre *neuf* qui peut bien être considéré comme exprimant la contenance moyenne de l'eau de la Grande-Grille en microbes, et dans les conditions que nous avons indiquées.

La représentation en photographie de la richesse de l'eau de la Grande-Grille en microbes et par gramme offre certaines difficultés. Il n'est pas toujours facile de reproduire les huit ou dix petits points blancs isolés qui résultent de l'ensemencement. Nous avons alors employé le procédé qui nous avait donné de bons résultats pour la Fontfiolant; mais il ne faut pas oublier que ce procédé de fusion de la gélatine, sur dix points de la surface par l'extrémité d'une baguette de fer chauffée, permet aux germes déposés dans ces petits cratères un peu refroidis de germer sur place. Nous avons constaté en effet que souvent la reprise de la gélatine se faisait à nouveau seulement une ou deux heures, souvent trois heures, après l'ensemencement.

Il est donc incontestable que les gouttes ensemencées sur ces points remis en fusion, ne doivent compter que comme un germe, la prolifération pouvant se faire avant la réunion à la masse générale et un seul cratère avec un germe pouvant donner plusieurs colonies. Malgré cette imperfection qu'on peut diminuer en hiver par l'exposition au froid, ou en été par la mise de la boîte Pétri à la glace et surtout en déposant des gouttes minimes, il est permis de dire que cette méthode est utile ; elle parle aux yeux, mieux qu'un chiffre.

EXPÉRIENCE IV. — Le photogramme I, planche X, représente 10 gouttes d'eau Grande-Grille, chacune ensemencée dans un petit cratère de fusion. La différence de relief des dix cratères est bien représentée. Nous comptons 9 formations de Penicillum ce qui prouve bien que les colonies ont pu germer pendant tout le temps nécessaire. En dehors des Pénicilles et des cratères, la gélatine n'a pas donné de colonies, elle était donc aseptique. Les 10 gouttes ensemencées ont fourni 5 centres de colonies et, en les comptant isolément : 8 germes, chiffre exactement concordant avec ceux donnés par les trois premières expériences.

La représentation de ces huit cultures, réduites à un petit point blanc, était d'une difficulté extrême.

EXPÉRIENCE V. (Photogramme 2.) — Nous avons ensemencé sur gélatine Pétri 1 gramme d'eau Grande-Grille ayant déjà une heure de séjour dans une pièce à 20°, et cette circonstance a été choisie pour avoir plus de germes dans le champ de la photographie. Nous obtenons ainsi 22 colonies, c'est-à-dire à peu près trois fois la quantité ordinaire contenue dans un gramme, dès que l'eau sort de la source. Le petit diamètre du photogramme a fait disparaître quelques colonies.

EXPÉRIENCE VI. — Enfin pour montrer la progression des germes dans un flacon aseptique laissé dans une pièce chaude, nous avons représenté dans le photogramme 3 (planche X) les germes fournis par 20 gouttes d'eau ayant 5 heures de flacon dans un appartement à 19°. Les colonies vésiculaires sont abondantes, ce qui est déjà la caractéristique de la Grande-Grille. Le nombre des vésicules de colonies dépasse 120, c'est-à-dire à peu près treize fois le chiffre normal du début. Cette progression est donc énorme, rapide et joue un rôle considérable dans la pureté des eaux en bouteilles.

Pour établir la comparaison de l'eau de source Grande-Grille avec l'eau de la même source en bouteille, nous avons fait l'expérience suivante :

EXPÉRIENCE VII. — Le 25 décembre 1892, nous avons ensemencé

un tube de gélatine avec 20 gouttes d'eau Grande-Grille toute fraîche et prise au tube distributeur de la source : le résultat a été, après cinq jours, la présence de 8 colonies bien isolées, et toutes vésiculaires. C'est à croire qu'à certains moments, l'eau minérale ne contient qu'une variété de microbes. L'élément contenu dans ces petites vésicules transparentes est un bacille très petit, fin et liquéfiant rapidement la gélatine.

EXPÉRIENCE VIII. — Le 8 janvier 1893, nous avons ensemencé un tube de gélatine tiède avec 2 gouttes (à 20 le gramme) d'eau d'une *bouteille* Grande-Grille prise dans le commerce. La quantité de colonies est telle que nous l'avons reproduite à la photographie dans l'impossibilité de les compter (planche X, photogramme 4). Il suffit de regarder ce photogramme pour comprendre l'état microbien de l'eau en bouteille. La nature des éléments est la même, sauf quelques additions; mais les vésicules transparentes forment toujours la majorité des colonies en développement. La photographie a été prise au quatrième jour, car plus tard la réunion des vésicules eut rendue tout examen inutile, la gélatine aurait été fondue en une seule masse.

L'état microbien de la même eau, suivant qu'elle est prise à la source ou mise en bouteille, ressort de ces deux expériences si démonstratives.

Il nous restait à faire une dernière expérience de comparaison : La Grande-Grille en son état actuel, contenait jusqu'en 1893, à peu près de 7 à 9 germes par gramme. Autrefois aussi la source Hôpital contenait en moyenne de 15 à 18 germes. Depuis la protection de la pyramide vitrée qui protège la surface du Griffon, depuis la distribution de l'eau par les tubes abducteurs, nous avons vu diminuer successivement le nombre de germes qui est passé de 18 à 7 puis à 4 et enfin, dans les expériences faites par un froid vif et une journée calme, nous avons eu des séries de boîte de gélatine ne fournissant aucun germe. Nous avons donc repris cette année en mars 1894 la numération de la Grande-Grille et voici le résultat obtenu :

EXPÉRIENCE XI.— Le 28 mars 1894, 4 boîtes Pétri ont reçu chacune

1 gramme Grande-Grille prise par nous-même avec les précautions ordinaires.

Elles ont donné
le 2 avril :

1ʳᵉ boîte 2
2ᵉ   —   0
3ᵉ   —   1
4ᵉ   —   1

soit 4 germes pour
4 grammes en moyenne.

Six tubes d'essais ont été ensemencés de la même manière
et ont fourni :

1ʳᵉ tube 1 germe   4ᵉ tube 1 germe
2ᵉ   —   0   —   5ᵉ   —   2   —   Total 8.
3ᵉ   —   2   —   6ᵉ   —   2

Le résultat est donc : 12 colonies pour 10 grammes d'eau, soit *le coefficient 1,2 germe* par centimètre cube d'eau.

Ce chiffre est le plus bas qui ait été obtenu dans les expériences faites jusqu'ici. Il est donné par une analyse faite après une longue sécheresse, en dehors de la saison, avec un échantillon pris au moment où l'eau n'est pas agitée par les malades buveurs. Il démontre la pureté absolue de cette eau quand elle n'a pas à souffrir des contages extérieurs. Le coefficient 9 auquel nous étions arrivés en 1891 indiquait déjà une eau très pure ; mais cette dernière expérience prouve combien seront utiles les moyens de protection employés d'abord à la source Hôpital, car ils permettent de conserver à la Grande-Grille en tout temps la *stérilité absolue* ou le coefficient 1,2 par gramme dans les sources[1].

MICROBES DE LA GRANDE-GRILLE

Nous abordons l'étude des microbes habitant la Grande-Grille. Tout d'abord, nous ferons remarquer qu'il faut entendre par là, non pas les éléments qu'un seul examen pourrait fournir dans une expérience. L'ensemencement du 25 dé-

(1) L'appareil protecteur et les tubes abducteurs distribuant l'eau n'ayant été placés à la Grande-Grille que le 2 mai 1894, il nous a été impossible de faire l'expérience comparative du nouvel état de l'eau, qui demande quelques mois pour se modifier.

cembre 1892 prouverait que dans certains moments, en hiver surtout, cette eau ne contient qu'une seule variété de microbes. Il en est tout autrement si ces recherches sont pratiquées à différentes périodes de l'année, et surtout au printemps et en été, alors que la surface de la source reçoit les poussières de toute sorte, amenées, soulevées par les pieds de 10,000 buveurs passant en moyenne six fois par jour devant le puits de la Grande-Grille.

Les variétés de microbes que nous allons décrire sont celles que nos recherches nous montrent comme les plus fréquentes dans cette source ; mais nous le répétons, il ne faudrait pas les considérer comme des espèces particulières, propres à la Grande-Grille. En effet, si quelques-unes s'y rencontrent le plus souvent, elles ne sont pas tant s'en faut, le privilège de la source : elles sont signalées dans l'Allier, dans les sources voisines et d'autre part, une grande partie des éléments qu'on peut relever dans des analyses répétées, sont souvent difficiles à retrouver plus tard à cette même source. Toutefois, il résulte du plus grand nombre de nos expériences qu'à la Grande-Grille les petits bacilles à colonie vésiculaire, à fluidification rapide de la gélatine, sont des éléments qu'il serait presque permis de reconnaître comme caractéristiques de cette source. Les photogrammes que nous avons établis représentent les variétés courantes : encore avons-nous restreint beaucoup notre choix et cette série serait susceptible d'un grand accroissement par les seuls microbes que nous éliminons.

PLANCHE XI.
PHOTOGRAMME 5.
—
Colonie crémeuse, ponctuée blanc jaunâtre, reflets de perle. Variété du court bacille de l'eau.

Bacille 1µ,50 long.
0µ,2 à 0µ,3 larg.

B brevis aquæ fluorescens.

Ce photogramme provient d'une colonie ponctuée, blanche, crémeuse, un peu jaunâtre et légèrement irisée à reflet de perle, se développant très lentement. Ces caractères assez nets se rapportent à des colonies déjà décrites de l'Allier. L'élément de la colonie est un bacille assez fin. Les plus longs mesurent bien de 4 à 5µ, mais la moyenne dépasse à peine 1µ,50. Leur diamètre transverse est de 0µ,20, 0µ,30. Dans cette colonie, les bacilles étaient réunis en petites

PONCET. — Microbes. 5

masses ovoïdes, en zooglées inextricables. L'examen à l'immersion démontre nettement la formation du bacille par la réunion de deux cocci. En somme les caractères de la colonie et surtout la forme du bacille doivent nous faire classer cet élément parmi les variétés du *Court bacille*, rencontré déjà dans l'air de Vichy et de l'Allier. Les bacilles sont peut-être ici un peu plus fins, mais cette particularité de volume ne peut modifier la classification établie par l'état de la colonie et la forme générale du bacille. C'est, nous l'avons dit, un des bacilles les plus fréquents des eaux de Vichy.

PLANCHE XI.
PHOTOGRAMME 6.
—
Colonies blanches laiteuses, opalescentes, non fluidifiantes, très abondantes sur la gélatine.
Bac. de 4 à 6µ, long.
0µ,13 diam.
Baguettes 8 à 10µ.
—
Bacillus brevis aquæ fluorescens.

Cette colonie provient d'une boîte Pétri ensemencée à l'eau de la Grande Grille. Les colonies de cette nature étaient si nombreuses dans cette gélatine qu'on aurait pu dire que l'élément contenu était le seul vivant dans l'eau de la Grande-Grille. Et cependant nous avons déjà vu que dans certaines expériences, les *vésicules* seules avaient formé toutes les colonies d'un tube ensemencé.

Les colonies qui ont fourni les éléments du photogramme 6 sont petites, de contour irrégulier, ovales, en raquettes, ponctuées. Elles sont blanches, laiteuses, solides, brillantes, surélevées, minces et transparentes sur le bord; elles sont opalescentes du rouge au bleu verdâtre et non fluidifiantes.

Si l'on suit avec un grossissement de 1,000 la formation des éléments, on reconnaît que les cocci assez forts se soudent le plus souvent deux à deux et constituent déjà un assez gros bacille. Mais trois à quatre, même cinq éléments réunis peuvent atteindre 8 à 10µ. Les bacilles sont alors longs et épais.

Tous ces caractères nous font classer encore le microbe de ces colonies, si nombreuses dans cette expérience, parmi les bacilles courts et fluorescents de l'eau. Il existe en effet de grandes analogies entre ce photogramme et le précédent comme avec les photogrammes 13, 14, 15 de la planche V (Allier). Ces bacilles sont peut-être un peu plus forts, mais nous avions constaté aussi que les bacilles du photogramme 5 étaient plus petits que l'élément ordinaire de ce nom.

C'est donc bien une variété du *Bacillus brevis aquæ fluorescens*.

PLANCHE XI.
PHOTOGRAMME 7.
—
Vésicule louche, jaunâtre, fluidifiant vite.
Gros coccus de 1μ,7 à 2μ.
—
Coccus flavus liquefaciens.

Nous arrivons à une série différente de colonies toutes *vésiculeuses*, ainsi que nous l'avaient fait présumer nos expériences de numération.

La colonie de cet élément était une vésicule blanche, jaunâtre, assez large, à liquide un peu transparent, au sommet de la vésicule ; mais contre l'habitude qui fait rencontrer en général des bacilles dans ces vésicules, comme le *bacillus tenuis aquæ*, cette fois nous avons constaté un staphylococcus, bien formé, et de 1μ,7 à 2μ. Tout le champ de la préparation était occupé par ces gros cocci. Il y avait un seul point où par une fausse manœuvre, un bacille voisin avait été mis sur le porte-objet. C'est celui que le photographe n'a pas oublié de choisir. Le lecteur est donc prié de ne voir dans ce photogramme 6, que les cocci et de faire abstraction des gros bacilles qui ne devraient pas y figurer.

D'après les caractères précédents, et les démonstrations de différents auteurs, nous pensons que notre élément est le *Coccus flavus liquefaciens*.

PLANCHE XI.
PHOTOGRAMME 8.
—
Bacille fin à extrémités arrondies et renflées.
Long. 2 à 4μ.
Diam. 0μ,25.
—
Bacillus devorans a vesicula.

La colonie de ce photogramme est précisément celle de notre dernière expérience de numération qui avait fourni huit vésicules pour un gramme d'eau Grande-Grille, dans un tube. Ces vésicules étaient remplies d'un liquide un peu jaunâtre, presqu'incolore, liquéfiant vite la gélatine et descendant au fond du tube où la fluidification partait à son tour rapidement.

(1) Zimmermann, *Bacteriologische Diagnostik.*

L'élément que contenait cette vésicule si fragile est un bacille fin et court, irrégulier en ce sens qu'il varie beaucoup de
longueur suivant le nombre des cocci réunis. La longueur
peut aller de 1µ à 3 à 4µ. La largeur reste à 0µ,25. La préparation ne contient pas de longues baguettes, mais plutôt des éléments voisins du coccus par leur petite dimension. Les bacilles
sont encore plus ou moins arrondis aux extrémités. Le photogramme a rendu assez bien la forme des bacilles, sans donner
cependant l'aspect général de la préparation qui est celui de
très fins éléments. Ils se soudent entre eux et pas toujours en
ligne droite, ce qui les rapproche, à un certain point, de la
forme en virgule. Pour quelques bacilles, le fait est certain ; à
côté du b. virgule en existe un autre allongé de 4µ, mince au
milieu, renflé aux extrémités.

D'après toutes les descriptions que nous avons pu con-
sulter, ce bacille serait le *Bacillus devorans* de Zimmermann [1].
Il en a donné un photogramme (19, planche III) et la ressemblance de ce bacille comme sa description nous permettent de
ranger le bacille sous l'épithète : *devorans* qu'il justifie par sa
rapidité à ronger, à liquéfier la gélatine.

Nous avons figuré dans les bacilles de la Fontfiolant un
bacille portant la même dénomination *devorans* ; il provenait
aussi d'une colonie fluidifiante, mais moins nettement que
notre dernier bacille qui est né d'une vésicule. A part cette
circonstance relevant des conditions de l'ensemencement, nous
avons bien sous les yeux le même élément.

PLANCHE XI.
PHOTOGRAMME 9.
—
Colonie vésiculaire à
cercles concentriques,
à liquide louche.
Bacille très fin de :
1µ, long.
0µ,15 à 0µ,20 diam.

Bacillus centralis.

Le photogramme 9 provient aussi d'une
vésicule, ou mieux d'une cupule à la surface de la gélatine. Cette cupule contenait
un liquide blanchâtre, à cercles alternativement transparents ou louches : le centre
étant d'un diamètre de 2 millim. et plus
opaque. Cette colonie offre beaucoup d'a-
nalogie avec les vésicules de l'Allier du *bacillus tenuis,* mais
ici les éléments contenus sont un peu plus fins.

(1) Zimmermann, *Bacteriologische Diagnostik,* zweite Reihe.

Ce sont des bacilles très délicats et qu'un grossissement de 450 fait apparaître comme une fine poussière dans laquelle on découvre de temps en temps des bacilles bien formés et un peu plus larges. Le photogramme les a grossis peut-être un peu au delà de 500, car l'impression au microscope avec grossissement de 500 donne des éléments plus petits, bien formés, bien colorés, mais beaucoup plus fins en apparence que ceux du photogramme. La largeur est à peu près celle du bacille 8 (planche XI) c'est-à-dire de $0^\mu,20$ à $0^\mu,15$; toutefois le bacille 9 est plus petit d'une façon générale. Il mesure de $0^\mu,9$ à $1^\mu,5$ à 2^μ; quelques bacilles peuvent atteindre 4^μ, mais ils sont rares et la moyenne reste de $0^\mu,9$ ou 1^μ long sur $0^\mu,15$ à $0^\mu,20$ larg. c'est-à-dire un peu en dessous du *Bacillus devorans*.

D'après Zimmermann, cette vésicule à cercles concentriques, contiendrait un bacillus qu'il a nommé *centralis* à cause du centre plus opaque de la vésicule : caractère bien fugace, car ces vésicules peuvent perdre la disposition des cercles concentriques et ne plus renfermer qu'un liquide homogène mais trouble, d'un blanc louche, sans cesser de s'accroître, ni de contenir le même élément.

Nous avons conservé le photogramme 10 qui représente, à un grossissement de 1000, des bacilles provenant aussi de vésicules à liquide louche, blanchâtre, à cercles concentriques alternativement foncés et transparents, fluidifiant vite la gélatine.

Au microscope cette préparation avait les plus grandes analogies avec le bacille *devorans*. Il est évident au microscope que les éléments des photogrammes 8, 9, 10 sont de la même espèce et présentent en eux les plus grandes analogies. Or il serait difficile de s'en rendre compte avec le photogramme 10, tiré avec un grossissement de 1000-D. Toutefois en examinant encore à la loupe, cette photographie, on reconnaît bien vite les caractères principaux de ces bacilles : suture d'éléments sous des angles différents, bacilles très courts, bacilles mesurant 4 et 5 fois la longueur des premiers et le plus souvent incurvés. Nous ne pensons pas devoir ranger à part le bacille de cette colonie qui appartient sûrement au *bacillus centralis*, provenant de vésicules à cercles concentriques. Le lecteur sera peut-être désorienté par la différence d'aspect des deux photogrammes 9 et 10, l'un à 450-D, l'autre à 1000-D ; mais les deux préparations au microscope, au même grossissement sont identiques.

PLANCHE XII.
PHOTOGRAMME 11.
—
Colonie vésiculaire, large, concentrique, rapide, liquide, transparente. Bacilles longs. Baguettes.

Coccus : 1μ.
Bacillus : 4 à 8μ.
Baguettes : 12 à 15μ.
Diamètre transv. : 1μ.
—
Bacillus mycoïdes.

Nous quittons les éléments de petite dimension pour étudier des bacilles longs et épais, en baguettes.

La première variété est une colonie formée par une large vésicule, de 12 millim. de diam. à point central blanc et dense, et comportant, comme nous l'avons déjà vu, des cercles alternativement opaques blancs et transparents. Ces vésicules détruisent vite la gélatine.

Le microbe de cette colonie, dont la vésicule diffère bien peu de celles que nous connaissons déjà, est une longue baguette. Celle-ci ne se forme pas d'emblée, elle provient de la suture de gros cocci rencontrés rarement seuls, mais qu'il est aisé de reconnaître dans la structure du gros bacille et des baguettes. Le coccus initial mesure bien près de 1μ, le diplocoque qui suit est de 3μ,5. Puis les bacilles se forment et vont jusqu'à la soudure de 5 à 6 cocci. Alors l'élément devient plus homogène, s'unifie et les incisures des cocci du début sont comblées : le bacille est droit. Enfin les bacilles de longueurs différentes s'unissent et constituent de longues baguettes qui peuvent atteindre la longueur de 12 à 20μ ; les bacilles moyens de 4 à 5 éléments ayant de 4 à 8μ. Le diamètre transverse ne dépasse pas 1μ, quelle que soit la longueur. C'est un des caractères particuliers de ces bacilles.

Dans la préparation, bacilles et baguettes forment des amas intriqués au milieu desquels se loge le coccus initial. On trouve donc toutes les formes réunies dans la même préparation : elles marchent rapidement à leur évolution ce qui explique la fluidification très active de ces vésicules sur la gélatine.

PLANCHE XII.
PHOTOGRAMME 12.

Long. : 4 à 8μ.
Larg. : 1μ.

Bacillus mycoïdes.

Le photogramme 12 provient aussi d'une colonie vésiculaire, sur gélatine, dans une boîte de Pétri ayant reçu vingt gouttes d'eau de la Grande-Grille. Cette vésicule mesurait seulement 5 millimètres de diamètre, mais elle n'était pas disposée en zones concentriques alternativement claires et opaques. Le centre n'existait pas, et tout le fond de la vésicule était occupé par une matière blanche caillebotée, granuleuse, nageant dans un liquide transparent.

Le bacille contenu dans la vésicule est évidemment de même nature que celui du photogramme 11, ce qui prouve combien les caractères secondaires des colonies peuvent varier. Il est constitué par des cocci soudés d'abord pour former des bacilles courts, puis des baguettes. La grosseur, le développement du bacille tiennent beaucoup à la substance nutritive qui leur est donnée. Ici ces bactéries avaient acquis une ampleur remarquable.

Le photogramme suivant (PHOTOGRAMME 13) provient de vésicules analogues, vésicules tellement abondantes sur la gélatine qu'on aurait pu dire d'après cette boîte de Pétri que la Grande-Grille contenait les trois quarts de ces vésicules comme germes de son eau. Nous constatons dans ces bacilles et ces baguettes des points clairs qui occupent l'épaisseur du bacille dans toutes les directions. C'est ainsi que sur ces bacilles de 3 millimètres (Grossi : 450), à la loupe on peut distinguer plus de dix spores placées dans toutes les directions. Le même phénomène de sporulation était déjà très apparent dans le photogramme 12.

D'après toutes les descriptions que nous avons pu lire dans les différents auteurs et surtout d'après la bonne figuration de Zimmermann (planche I, n° 1), ces bacilles sont de l'espèce *Bacillus mycoïdes*.

Forme des bacilles, sporulation, tout range nos trois photogrammes dans cette espèce. Zimmermann ajoute : « Flugge le premier l'a décrit en 1886 parmi les microorganismes causes de certaines maladies d'infection ». Adametz en 1888 l'a trouvé aussi dans les eaux potables. Macé le regarde comme saprophyte, mais il déclare que l'introduction de doses minimes dans l'intérieur de l'organisme n'entraîne pas d'accidents [1]. Il n'est donc point pathogène. Roux, de Lyon, l'a rencontré en abondance dans les eaux de Lorient.

PLANCHE XII.
PHOTOGRAMME 14.

Colonie vésiculaire à magma blanc.
Voir les éléments de l'air, photogramme 8 (pl. 11).

Bacillus sub megatherium, parvus.

Le photogramme 14 provient encore d'une colonie fluide de la Grande-Grille, (6 mars 1893). C'était une cupule fluidifiant vite la gélatine, et mesurant en trois jours plus de 11 millimètres de diamètre. Le liquide de la cupule était transparent, incolore sur toute la surface; mais au fond et au centre, sur toute la concavité de la colonie, sauf 2 millimètres de bord, existait un magma cailleboté, épais, d'un blanc mat, pur, à bords festonnés.

L'élément de cette colonie a été représenté photogramme 14, au grossissement de 1000-D. Nous avons déjà rencontré cet élément dans l'analyse de l'air, où la cupule avait alors des cercles concentriques et non plus un magma central, fait qui montre bien la fragilité des détails, dans l'aspect de la culture.

La description que nous avons donnée de ce bacille en chaînette articulée est absolument celle de l'élément ci-dessus. Le coccus primordial se soude à un autre pour constituer un court bacille à deux extrémités arrondies, quelquefois en ogive. Quand plusieurs éléments se réunissent, on dirait une scie à chaîne articulée. Souvent les éléments se soudent en ligne droite et forment alors un gros cylindre à bacilles soudés, à raie médiane séparant deux espaces clairs. Le photogramme 14 est à 1000-D; celui du même élément dans l'air est à 450 : la comparaison établit nettement la forme des éléments premiers comme celle des longues chaînettes.

Le complément de cette description existe au chapitre des bactéries de l'air, photogramme 8, auquel nous prions de se reporter.

C'est le bacille que Bary a dénommé *Bacillus megatherium*, bien que la figuration que nous en trouvons dans Macé ne réponde pas exactement à nos photogrammes[1] : aussi avons-nous ajouté l'épithète de *parvus* au nom du premier bacille.

Nous avons terminé l'examen de; colonies vésiculaires, les plus abondantes dans la Grande-Grille. Les seuls éléments qui nous restent à examiner proviennent de colonies non fluides, crémeuses, sèches.

PLANCHE XII.
PHOTOGRAMMES 15 ET 16,
ET
PLANCHE XIII.
PHOTOGRAMMES 17, 18.
—
Colonie gris jaune, sèche. plate, avec un petit cercle gravé au centre.

Éléments premiers, carrés de 1μ.
Bacillus de 4 à 5μ.
Baguette de 9 à 10μ.
Sporulation.
—
Bacillus magnus rectangularis.

La première colonie sèche que nous rencontrons dans la Grande-Grille avait un aspect bien caractéristique. C'était une substance molle d'un gris jaune, se rapprochant un peu du jaune de la gélatine mêlée au bouillon, avec ton rouge. La colonie assez plate mesurait 11 millimètres de diamètre ; elle était irrégulièrement circulaire, à bords festonnés, à surface mammelonnée. Mais elle n'avait aucun caractère fluidifiant et paraissait plutôt dure et sèche que crémeuse. Au centre existe un petit cercle de 1 millimètre et demi, gravé dans la substance crémeuse.

Les éléments qu'elle contient sont des bacilles très courts pour leur diamètre, assez large et à extrémités rectangulaires bien coupées. En examinant le champ de la préparation, on trouve des foyers de cocci ronds, volumineux, mesurant de 0μ,6 à 0μ,8. Les bacilles les plus petits sont alors des carrés parfaits ; ils s'allongent par soudure avec d'autres éléments, mais restent toujours à extrémités rectangulaires. La moyenne mesure de 4 à 5μ. Notons que cette préparation ne renferme ni longs filaments, ni bacilles coudés. C'est bien l'origine du *Bacillus magnus rectangularis*.

Si nous considérons les photogrammes 16, 17, 18 dont les colonies sont analogues à celle du photogramme 15, nous reconnaîtrons le même bacille à différentes périodes. Le photogramme 17 offre par exemple des éléments plus allongés, coudés et couchés dans tous les sens.

Tous ces bacilles avaient comme colonie une substance gris

(1) Macé, de Nancy, *Traité pratique de bactériologie.*

jaune, gris rouge, cuir coupé, peu abondante, plate, de 5 à 8 millimètres de diamètre au maximum. Donnons comme caractère spécial que toutes ces petites colonies portent, au point initial de leur formation, le tracé gravé d'un cercle de 1 millimètre et demi de diamètre, très régulier et toujours placé au point du début.

Le photogramme 18 qui provient de la colonie, ayant aussi fourni le photogramme 15, contient des bacilles en pleine voie de sporulation. Ces bacilles sont alors piquetés sur toute la circonférence de leur cylindre, de spores transparentes, au nombre de 4 à 5 sur un bacille de 9 à 10$^\mu$.

Ce bacille *Magnus rectangularis* a été déjà décrit dans l'air de Vichy et dans l'eau de fontaine Fontfiolant.

PLANCHE XIII.
PHOTOGRAMME 19.

Colonie : tache piquetée granuleuse, irrégulière, d'un blanc rougeâtre.

Bacilles : 8 à 10μ long.
Baguettes : 1μ,2 diam.
Incurvées en S, et en U.

—

Bacillus proteus mirabilis.

Très voisin des bacilles précédents, mais en différant par sa colonie et le bacille lui-même, nous avons fait figurer le bacille du photogramme 19.

Cette colonie n'était pas une plaque continue de crême sèche gris jaune à reflet rouge, avec un petit cercle gravé au centre, mais un piqueté granuleux jaune de miel, un peu rouge, non fluide, limitant par ses granulations isolées une petite surface déchiquetée de 5 à 7 millimètres, à angles saillants; cette plaque irrégulière avait un ton blanc rosé et passait vite à la fluidification.

Les éléments de cette petite colonie piquetée sont de gros bacilles, à extrémités moins carrées que celles des bacilles des photogrammes 15 et 16. A la loupe, les bacilles sont même arrondis : ils sont absolument différents des bacilles rectangulaires, et d'autre part ils ne sauraient être comparés aux colonies, ni aux bacilles mycoïdes, non plus qu'aux vésicules du *Bacillus tenuis*.

Ces bacilles prennent toutes les longueurs, depuis l'élément en coccus très visible dans les bacilles les plus complets jusqu'aux grandes baguettes, qui traversent tout le champ du microscope.

Diamètre : 1µ,2 à 1µ,4. Longueurs de 30µ pour les baguettes
et de 8 à 10µ en moyenne pour les bacilles.

D'après les signalements que nous avons relevés dans plusieurs auteurs, et surtout d'après l'aspect d'autres préparations
que nous n'avons pu reproduire, ce bacille doit être rangé
par sa forme, sa grandeur, l'aspect de sa colonie surtout, dans
les variétés du *Bacillus proteus mirabilis* qui peuvent former
de longues baguettes avec un coccus pour élément initial
(Hauser et Eisenberg).

D'après Roux de Lyon, il serait pathogène pour les petits
animaux et tuerait assez rapidement les cobayes.

PLANCHE XIII.
PHOTOGRAMME 20.
—
Colonie gris blanc, lente,
non fluidifiante, plate
et ponctuée. Bacillus
très large par soudure
d'éléments entre eux,
contournés en larges
mailles.
Baguettes de 13 à 15µ.
Larg. 2µ,3.
—
Bacillus vermiculosus.

Le dernier bacille que nous ayons à décrire est celui du photogramme 20 qui a
été tiré au grossissement de 1000, ce qui le
défigure un peu et le rend méconnaissable.

La colonie est petite, ponctuée, peu active, non fluidifiante, sèche et formant une
petite circonférence irrégulière de 4 à 5 millimètres de diamètre, gris sale, sans cercle
au centre.

Cette colonie contient les bacilles les mieux développés que
nous ayons rencontrés. Leur quantité est telle que pour
avoir des préparations où les éléments soient isolés, nets et
bien placés, il faut diluer un petit fragment de la colonie dans
deux gouttes d'eau distillée. Quand l'émulsion est bien homogène, pas trop épaisse, la préparation peut être faite comme
d'habitude ; mais, pour ce bacille, il y a lieu de laver à fond
après coloration, sous peine de conserver des traits d'union
entre les éléments : d'autre part, l'alcool pur, laissé trop longtemps en contact, peut décolorer la préparation et la perdre.

Le photogramme 20 représente quelques-unes de ces
longues baguettes, contournées, formant sur la préparation
de larges mailles qui, sur certaines photographies, ont donné
des filaments de 60 millimètres sur 1 millimètre et demi de
diamètre, soit 13 à 15µ sur 2µ,3 à 2µ,5, au microscope.

Ce bacille bien décrit par Roux, bien figuré par Zimmer-

mann (15, planche II), nous semble être le *Bacillus vermicu-*
losus. Macé ne l'a pas décrit dans sa première édition, et
Lustig ne parle que du *Bacillus vermicularis*.

Le photogramme de Zimmermann ne laisse aucune hésitation possible. Nous ajouterons cependant que certaines
photographies du *Bacillus magnus rectangularis* ont absolument l'aspect de notre photogramme 20, peut-être les éléments
du *Bacillus rectangularis* sont-ils moins volumineux ; mais la
colonie diffère absolument.

Dans cette étude rapide et très concise de l'eau de la Grande-
Grille, nous trouvons six colonies vésiculaires, fluidifiantes,

1. *Coccus flavus liquefaciens.*
2. *Bacillus devorans.*
3. *Bacillus centralis.*
4. *Bacillus mycoïdes.*
5. *Bacillus sub megatherium parvus.*
6. *Bacillus proteus mirabilis.*

et deux colonies non fluidifiantes, une variété du court bacille
de l'eau et le gros bacille à colonie cerclée :

7. *Bacillus brevis fluorescens aquæ.*
8. *Bacillus rectangularis magnus.*

Enfin une d'elles reste à peine fluidifiante, 9, le *B. vermicu-*
losus : en tout un coccus, huit bacilles.

Dans d'autres expériences, nous avons rencontré aussi dans
cette même eau, plusieurs autres éléments que nous ne pourrions énumérer ici : cocci, bacilles et sarcines. Parmi les
cocci, en été, existent des staphylococci *pyogenes albus* et
parmi les bacilles, nous avons souvent constaté la présence
des longues et fines baguettes rencontrées dans l'Allier (*B.*
tenuis). Il y a dans ces recherches tant d'inconnues relatives
soit aux crues de l'Allier, soit aux pluies, soit à la température, soit aux poussières, à leur quantité et à leur nature que des analyses mensuelles systématiquement faites
ne seraient pas exagérées pour connaître cette flore nouvelle,
très variée. Du reste, la Grande-Grille n'échappe pas aux

considérations concernant les autres sources : Hôpital, Mesdames, Lardy. Ces eaux minérales arrivent aseptiques, les
microbes qu'on y trouve ne leur appartiennent pas. Nombreux en été, ils sont nuls en hiver; l'eau est stérile à certaines périodes de l'année. Nos recherches concernent en
résumé les microbes qui viennent du dehors et tombent dans
nos sources, ceux qui s'y remarquent le plus souvent.

Dans un mémoire tout récent intitulé : *Analyses bactériologiques des eaux de Vichy* (Dijon, 1894), M. Gabriel Pouchet,
professeur à la Faculté de médecine, a publié des résultats
qui confirment en partie nos dernières analyses; car malgré
les mauvaises conditions où il se place, l'auteur n'a trouvé
que 2 colonies par gramme, soit au Griffon, soit à la Buvette.
Mais M. Pouchet va prendre son eau dans des galeries souterraines, infectées par les urines des ouvriers et alors il trouve
le *B. uræ*, le *B. termo*, voire même le *coli bacille* à l'embouteillage. Or, nous affirmons que jamais à la buvette, ni au bouillon
de la source, nous n'avons rencontré ces germes putrides. Ils
n'appartiennent nullement à l'eau de la Grande-Grille; ils
proviennent du contage d'ouvriers aux mains malpropres pour
l'embouteillage, et d'un air rempli d'émanations urineuses et
fécaloïdes. Jamais personne n'a bu l'eau à Vichy dans ces conditions; à la buvette, la liste des germes que nous avons constatés s'écarte absolument des données du professeur Pouchet
qui s'est volontairement placé dans les conditions les plus
défavorables pour ses analyses.

CHAPITRE VI

La source de l'Hôpital vient aussi de la Grande-Cheminée ascendante qui fournit la Grande-Grille et le Puits-Carré; mais la fissure d'où jaillit le griffon de l'Hôpital serait très peu profond et son branchement sur le tuyau principal ne dépasserait pas la première couche de sable. Auscher, dont les études ont si vivement éclairé toutes les questions géologiques touchant à nos eaux minérales, pense que la convergence des cassures géologiques produites de Châteldon à Saint-Germain-des-Fossés, a amené forcément les eaux minérales dans le bas-fond situé sous Vichy (Voy. Auscher, p. 34), et il ajoute que la Grande-Grille, le Puits-Carré et l'Hôpital naissent dans une sorte de cuvette au confluent du Sichon et de l'Allier.

M. Dollfuss a pu contester certains détails géologiques du travail de M. Auscher, mais il accepte aussi que le jaillissement principal des eaux se trouve bien à la réunion de la Grande-Grille et du Puits-Carré, point d'où partent les filons de l'Hôpital et des Célestins.

Telle est la formation du rameau minéral qui a donné la source Rosalie ou de l'Hôpital; néanmoins, il ne faudrait pas croire que ce rameau soit unique et qu'il n'ait point dans les environs des digitations souvent importantes. Dans toutes les caves des maisons voisines de cette source, il est impossible de donner un coup de pioche sans tomber sur une veine d'eau minérale, dégageant des torrents d'acide carbonique, à tel point que les ouvriers courent souvent les plus grands dangers en aveuglant ces petits griffons tout prêts à s'agrandir. C'est bien la démonstration tangible de l'idée d'Auscher sur les divisions parties de la Grande-Cheminée. Mais comme

médecin, nous ne devons pas oublier que ces ramuscules
sont tout à fait superficiels, et par conséquent susceptibles
d'être contaminés, empoisonnés par les fosses d'aisances qui
vont presque toutes dans les caves, par les égouts mal faits
quand ils existent ou par les puits perdus. Ce ne sont pas des
hypothèses, car à 50 mètres à l'Est de la source de l'Hôpital,
existe une maison dont la cave creusée pour recevoir la fosse
des latrines, fut un beau jour envahie par l'eau minérale et
l'acide carbonique, à la suite d'une réparation à exécuter dans
cette fosse non étanche. La Compagnie dut acheter promptc-
ment cette maison pour agir à son aise sur ces griffons nouveaux et dangereux, directement empoisonnés par cette fosse
mal fermée.

Heureusement, comme la Grande-Grille, l'Hôpital est captée
sur des tufs cristallisés, imperméables, d'aragonite, de telle
sorte que l'eau partie du puits général arrive encore pure à
la margelle ; mais, malgré ce captage heureux, des accidents
comme celui que nous avons rapporté, ne pourraient pas se
reproduire souvent sans danger pour la pureté de l'eau. Enfin
la distance de la Grande-Grille, centre probable, à l'Hôpital
est à peu près de 200 mètres, que l'eau minérale parcourt au-
dessous d'une couche de terrain ne dépassant 12 mètres, d'après
la figure d'Auscher (p. 32), terrain facile à l'absorption de tous
les liquides. Nous avons signalé, en parlant de la Grande-
Grille, la présence de l'égout des Rosières, qui traverse le
vieux parc, perpendiculairement à la direction du filon allant
du Puits-Carré à la source Rosalie. Dans ces conditions, le
captage local, pour ainsi dire, pourrait être parfait sans pouvoir protéger l'intégrité de l'eau sur son parcours depuis la
cheminée principale. En outre, toute cette région est occupée
par les plus grands et les plus riches hôtels de Vichy, dont
le système des vidanges devrait être l'objet d'une surveillance
incessante.

Température. — La source de l'Hôpital présente à peu près
8° de différence en moins, comme température, si nous la
comparons à la Grande-Grille et ces chiffres sont, sans doute
aucun, sujets à des variations assez éloignées. Cette différence

concorde bien avec l'hypothèse qui fait venir la source Rosalie d'un des filons parti du Puits–Carré. L'eau se refroidit dans ce parcours.

Voici ce qu'en dit Fouet, qui le premier sut donner à Vichy l'importance qui lui revenait parmi les villes d'eau.

La source s'appelait alors le Gros-Boulet.

Cette eau du Gros-Boulet était enfermée dans un bassin carré de pierres, de 4 pieds de diamètre, couvert d'un *grillage de fer*. Il existait une autre source à l'un des angles extérieurs du Gros-Boulet : « C'est un gros bouillon qui jaillit à la superficie de la terre. » L'eau du Gros-Boulet avait, d'après Fouet, la même température que l'eau de la Petite-Grille (depuis Fontaine-Chomel).

En août 1787, il notait 35° Réaumur pour la Grande-Grille et 29 pour l'Hôpital, c'est-à-dire en centigrades 43°,57 pour la première et 36°,25 pour la seconde (Hôpital).

Sans parcourir la longue série des températures relevées par plusieurs médecins, nous constatons que dans ces dernières années Lecoq indique 35°,25, Durand de Lunel donnait comme température de l'Hôpital (1865) 30°,8, Colin et Roman en 1892 ont trouvé 33°,6.

Avant de donner la température actuelle, nous devons signaler les modifications récentes et heureuses effectuées par la Compagnie pour la protection de la source en 1893 (mai).

Nous avions signalé dans notre mémoire de 1891, le danger qui résultait pour la propreté de l'eau, d'en laisser la surface accessible à toutes les poussières soulevées par le vent aux quatre points de l'horizon. Malgré la surveillance, il était, en l'état ancien, impossible d'empêcher la projection de tous les corps étrangers dans le puits même de la source pendant la nuit surtout.

Enfin la façon de donner l'eau en remplissant le verre du malade placé dans une gamelle mal entretenue et plongée ensuite au centre de la source, la méthode de lavage : tout cela prêtait beaucoup à dire sur la pureté de l'eau, alors que plus de mille personnes venaient six fois par jour présenter leur verre à remplir.

Protection de la source contre les corps extérieurs, arrêt de cette contamination provenant des verres des malades. Tout a été réalisé comme nous l'avions pensé, désiré et proposé.

Une pyramide tronquée à plusieurs pans, recouverte aussi en haut, protège absolument la surface de l'eau contre tous les corps extérieurs. Ses larges panneaux vitrés permettent, malgré la buée, de suivre le bouillonnement de la source auquel s'intéressent tant les malades.

Enfin l'eau est distribuée par une série de tubes métalliques abducteurs, coulant en permanence. Le verre du malade est lavé à l'eau tiède par la femme de service, dans une petite cuvette séparée et il est rempli d'eau minérale sous le tube, le trop plein ne retombant plus dans la source.

Ces modifications sont parfaites et ne méritent que des éloges. Sûrement l'eau de la source Rosalie eût été empoisonnée en 1893 par la démolition des bâtiments tout voisins du vieil hôpital, et pendant plusieurs autres années par la construction des bâtiments nouveaux.

Nous allons examiner le résultat de ces modifications sur l'état de pureté de l'eau; mais, le croirait-on, quelques esprits nosophobes se sont plaints de ce mode de distribution. « On leur avait changé leur eau. Elle n'avait plus le même goût. A coup sûr, elle n'était plus aussi chaude, car elle était donnée dans un vase froid, et la température est une chose si délicate dans une eau minérale. Bref, les plus sages ne pouvaient plus voir cette eau qu'ils buvaient avec tant de plaisir autrefois. »

Nous citons textuellement ce que nous avons entendu de la bouche d'un médecin, l'un des plus anciens de Vichy. Eh bien, voyons le résultat de ces modifications comme température et comme teneur microbienne.

Nous avons dit que depuis Fouet on avait trouvé successivement pour l'Hôpital les températures de 35°,25, puis 30°,8 (Durand de Lunel) puis 33,6 (Colin et Roman). Or, après la protection de la surface du puits par la pyramide en verre fermée, nous avons repris la température de l'eau sortant par les tubes d'où elle coule en permanence : le 27 décembre 1893, la température extérieure étant de + 3°, la température de l'eau de l'Hôpital au tube était de 34°,50.

Le 31 décembre, à deux heures, par une température de 0 et la nuit ayant donné 8 au-dessous de zéro, la température de l'eau de l'Hôpital était de 34°,2.

Il est donc certain que les modifications actuelles ne refroidissent pas l'eau de la source. Le verre est du reste lavé, non pas à l'eau froide, mais à l'eau tiède, les conduits qui amènent cette eau de lavage étant chauffés par le contact des tuyaux de bains. Ensuite, il est aisé de comprendre que la surface du puits assez large laissait prise beaucoup plus grande à l'évaporation, au refroidissement dans les températures basses. Par conséquent, il est contraire à la logique comme aux faits constatés, de dire que l'eau de l'Hôpital a diminué de température. Elle a plutôt augmenté légèrement par la protection qu'elle possède aujourd'hui contre le froid extérieur, de par son vitrage.

Nous allons suivre le résultat tout aussi concordant, relatif aux microbes.

NUMÉRATION DES MICROBES

Dans une première étude faite en 1889, nous avons trouvé 20 *colonies* par centimètre cube dans l'eau de l'Hôpital.

En 1891, MM. Colin et Roman ont trouvé 18.

Voici le résultat d'autres numérations faites, soit en 1892-1893, alors que la source n'était pas couverte et l'eau distribuée à la gamelle, soit en 1893-1894, avec le nouveau système de protection et de distribution de l'eau.

EXPÉRIENCE I. Décembre 1892. — Huit tubes reçoivent chacun 3 gouttes d'eau Hôpital. Ils ont fourni 26 colonies. La goutte étant de 20 au gramme, le nombre des microbes est de 21 *par gramme.*

EXPÉRIENCE II. Janvier 1893. — Cinq tubes reçoivent chacun 3 gouttes, soit 15. L'expérience est faite par — 20°. Elle ne fournit que 5 colonies, soit 7 *par gramme.*

EXPÉRIENCE III. Le 3 février 1893. — Quatorze tubes reçoivent chacun 5 gouttes, soit 70 gouttes. Ils ont donné 23 colonies, soit 7 *colonies* par 20 gouttes ou par gramme.

EXPÉRIENCE IV. Le 10 février 1893. — Quatre boîtes Pétri reçoivent en incorporation 5 gouttes chacune = 20 gouttes qui n'ont fourni que 8 *colonies*.

EXPÉRIENCE V. Le 18 février 1893. — Quatre flacons coniques ont reçu avec la gélatine 5 gouttes chacun. Ces 20 gouttes ont donné 8 *colonies*.

EXPÉRIENCE VI. Le 1er mars 1893. — Cinq tubes de gélatine reçoivent 10 gouttes chacun, nous avons eu 32 colonies, soit 13 *germes* par gramme.

EXPÉRIENCE VII. Le 4 mars 1893. — Six tubes à 10 gouttes donnent 16 colonies, soit 5 *par gramme*.

EXPÉRIENCE VIII. Le 10 mars 1893. — Quatre boîtes Pétri à 10 gouttes chacune ont donné 18 germes, soit 9 *par gramme*.

La moyenne fournie par ces huit expériences serait de 9,7 germes par gramme d'eau d'Hôpital. On peut déjà reconnaître l'influence très évidente du froid sur ces numérations.

En effet, le 2 février 1893, par — 20° de froid, le nombre des germes tombe à 5 par gramme, puis se tient avec la température basse, aux environs de 7 et 8 pour revenir à 13 quand le froid disparaît.

Ce chiffre 9,7 serait plutôt alors un coefficient d'hiver — ce qui prouverait déjà que ces germes de l'eau, influencés par le froid, n'appartiennent pas en propre à l'eau de source et n'y sont que contingents, — ce que nous allons encore prouver.

Analyses faites avec la protection et la distribution nouvelle de l'eau. — EXPÉRIENCE IX. Le 19 novembre 1893. — Six tubes de gélatine sont ensemencés avec 1 gramme d'eau Hôpital. La température était de — 0° (neige). Ces tubes ont fourni, après 6 jours : 21 colonies, soit 3,5 *par gramme*.

EXPÉRIENCE X. Le 27 décembre. — Nous préparons le bouillon, les tubes et les boîtes pour des numérations des sources des Célestins et de l'Hôpital, avec la plus grande sévérité dans l'aseptie des verres et des substances nutritives. Le 1er janvier, c'est-à-dire cinq jours après, les tubes et boîtes Pétri avec la gélatine ont fourni les résultats attendus comme nombre de germes aux Célestins. Là tout a marché vite ; les colonies sont spécialement vésiculeuses, rapides et abondantes.

Nous avions quatre tubes et deux boîtes pour chacune des sources.

Or, pour la première fois dans ces recherches, nous constatons l'aseptie absolue de l'eau de l'Hôpital. Ni dans aucun des quatre tubes remplis au 1/4 de gélatine inclinée; ni dans les boîtes de Pétri ayant une hauteur de 4 à 5 millimètres de gélatine, il ne nous a été possible de constater la présence d'une seule colonie : alors, je le répète, que les huit autres tubes et les quatre autres boîtes préparées dans les mêmes conditions, aux Célestins, sont largement peuplés de colonies blanches et en majorité vésiculeuses. Celte stérilité s'est maintenue plus de 8 jours.

Cette expérience, dont nous affirmons la rigueur absolue, méritait d'être répétée.

EXPÉRIENCE XI. Le 1er février nous ensemençons avec 1 gramme d'eau de chaque source :

1° Hôpital. — 3 boîtes Pétri, gélatine, 2 tubes gélatine.
2° Mesdames. — 3 boîtes Pétri, 2 tubes.
3° Célestins. — Bouteille fraîche : 3 boîtes.

Nous citons les autres ensemencements faits en même temps que l'Hôpital, parce que les autres sources servent de témoins d'activité de notre gélatine.

Voici le résultat après six jours pleins : les boîtes de gélatine et tubes séjournant dans une pièce à 20°.

1° Célestins-Bouteilles. — Les 2 boîtes sont criblées de vésicules à marche rapide. Il en existe 250 par gramme.

2° Hôpital — 3 boîtes — 0 germe.
— 2 tubes — 3 germes.

3° Source Mesdames. — Les 3 boîtes Pétri contiennent 0 germe.

Les 2 tubes : n° 1 contient 0 germe.

    —   n° 2 contient 0 germe.

Sur 5 grammes, la source Mesdames a donné 3 germes dans un même tube.

De cette expérience multiple, mais dont les différentes parties établissent bien la valeur, nous concluons encore à l'*aseptie absolue* au 1ᵉʳ *février* 1894 *de l'eau minérale, source Rosalie*, prise au tube coulant en permanence et protégée par son vitrage. C'est là un résultat absolument nouveau, confirmant d'une manière éclatante l'aphorisme de Pasteur sur l'aseptie des sources. Il est évident que tous les microbes rencontrés dans cette eau proviennent de l'extérieur et ne lui appartiennent pas.

Nous aurions voulu rendre plus objective la culture des germes de la source de l'Hôpital en ensemençant cette eau à la surface de la gélatine dans des boîtes de Pétri. Mais les expériences faites rigoureusement dans ces derniers jours, c'est-à-dire après la protection de la source, ne nous ont rien donné. L'eau de l'Hôpital est maintenant (février 1894) absolument amicrobienne. Alors nous utiliserons des expériences de 1892 dans lesquelles la multiplication des germes dans l'eau de source, en quelques heures, est démontrée d'une façon indiscutable.

PLANCHE XIV.
PHOTOGRAMMES 1 ET 2. Le photogramme 1 représente la surface d'une boîte de Pétri ayant reçu 10 gouttes d'eau de la source ; le flacon rempli depuis une heure séjournant dans une température à 20°.

En examinant bien ce photogramme, il est même possible de reconnaître la façon dont l'expérience a été faite. En effet, il est aisé de voir que les colonies sont réunies par petits groupes et qu'en même temps, les germes ont une direction oblique de haut en bas et de gauche à droite. Cette expérience fut d'abord commencée comme fusion artificielle en 10 places et ensemencée sur ces mêmes points, mais la prise de la gélatine ne se faisant pas, et la multiplication des germes se produisant

sur place, pendant cette heure, il suffisait pour ne point perdre
cette expérience, d'agiter les gouttes qui, répandues sur la
gélatine, seraient vites fixées. Cette modification de l'expérience a réussi, car il est facile de constater la différence
entre le nombre de germes. L'eau de source déposée en
gouttes à l'état de fusion, ne comptait que 10 germes même
avant la protection vitrée.

Le photogramme, que nous figurons, fixe cette comparaison.

Toutes ces colonies, résultat d'une heure de prolifération
sont admirablement représentées.

Le photogramme 2 représente une expérience qui a réussi
dans la première partie de la fusion : 10 gouttes avaient été
semées sur 10 points de gélatine mis en fusion. La prise se fit
bien et vite, la gélatine étant épaisse, mais l'eau de source Hôpital avait déjà trois heures de séjour à 20° (1892). L'effet d'ensemencement est réellement curieux et frappe autrement qu'une
numération. Encore la dixième goutte ensemencée a-t-elle été
un peu écourtée dans la reproduction du photogramme.

Comparez le photogramme 2 (Hôpital) au photogramme 1
(Grande-Grille), la multiplication des germes de l'eau par le
séjour à une température moyenne (20°) reste démontrée. Ces
10 groupes de colonies figurent le travail de trois heures dans
la génération des microbes. Remarquons que la gélatine, en
dehors des éclaboussures de l'ensemencement très bien figu-
rées, ne contient aucun germe.

PLANCHE XIV.   Les photogrammes 3 et 4 représentent
PHOTOGRAMMES 3, 4, 5 ET 6. la progression des germes en trois heures et
en cinq heures à la température de 20° (1892). Les gouttes ont
été déposées sur la gélatine des boîtes, puis agitées horizontalement par un seul mouvement. Il n'y a pas eu dans ces
deux boîtes de points remis en fusion.

La fidélité de ces photogrammes rend compte d'une façon
remarquable de tous les incidents de ces expériences que la
numération, comme le dessin, seraient impuissantes de faire
comprendre aussi bien.

Pour compléter ces notions, nous avons voulu figurer aussi
l'état de l'eau de l'Hôpital en bouteilles.

Les photogrammes 5 et 6 représentent les germes fournis par l'eau de l'Hôpital en bouteille depuis trois mois. Le photogramme 5 a été produit par la surface gélatineuse ensemencée à vingt gouttes, c'est-à-dire à 1 gramme d'eau de la bouteille (expérience faite le 6 janvier 1893).

Le photogramme 6 représente l'ensemencement à deux gouttes seulement. Les colonies du photogramme 5 sont encore petites et peu développées; celles du photogramme 6 plus âgées de quelques jours sont plus larges, mieux constituées; leur aspect a été très bien rendu par la photographie. Il est aisé de voir qu'elles étaient à peu près toutes de même nature et demi-sphériques dans le photogramme 6. Elles sont blanches, crémeuses, filantes, s'étirant comme de la soie de cocon, non fluidifiantes et contenant un très court bacille ovale disposé en longues séries (court bacille de l'eau). Le photogramme 6 contient plusieurs penicilli, ce qui prouve que la culture a été conservée jusqu'à l'éclosion des dernières colonies.

MICROBES RENCONTRÉS DANS L'EAU DE LA SOURCE HÔPITAL, EN DIFFÉRENTES ANALYSES ET A PLUSIEURS ÉPOQUES DE L'ANNÉE

Le titre de ce chapitre indique comment doivent être considérés les différents microbes que nous avons constatés dans cette eau. Nous ne voulons décrire, et nous l'avons déjà dit, que les germes les plus fréquents dans la source, mais il existe en outre de nombreuses variétés que chaque examen nouveau met à jour, suivant la température et la pureté de l'atmosphère. Il est prouvé, et nos dernières numérations l'ont confirmé, que l'eau de source Hôpital est maintenant sans microbes. Nos expériences X et XI resteront sous ce rapport absolument démonstratives de cette aseptie. Les microbes que nous allons décrire sont donc ceux que les circonstances extérieures amènent le plus souvent dans la source. Il est certain que si, en été, l'eau restait aussi aseptique qu'en hiver, ce chapitre serait à effacer; mais nous aurons malheureusement pendant longtemps encore à inventorier les germes des bouteilles.

Ces microbes de la source ont fourni jusqu'en 1893 à peu près un nombre de trente variétés, et voici leur description.

PLANCHE XV.
PHOTOGRAMME 7.
—
Colonie blanche, jaune pâle crème, lentement fluide.

Coccus 0μ,3 à 0μ,4.
Chaînettes saprophytes.
—
Coccus flavus tardigradus.

La première colonie que nous examinons dans l'eau de l'Hôpital est constituée par une substance blanc jaune, crémeuse, assez épaisse, recouvrant assez vite la gélatine. Elle est un peu fluidifiante en dessous de la substance blanc jaunâtre. Nous l'avons déjà rencontrée dans l'air de Vichy, bien que l'habitation puisse modifier quelques caractères de la colonie. Elle avait en effet pris ici une teinte citron pâle sur le ton de la gélatine.

L'élément contenu est un coccus, peut-être le plus fréquent des eaux de Vichy. C'est un des plus petits que nous ayons rencontrés ; il s'organise en petites chaînettes saprophytes courtes. Ce coccus est souvent soudé à un élément homologue pour former un diplocoque ; ces cocci réunis forment des bacilles. Trois cocci soudés mesurent à peine 0,008 au grossissement de 450 ; soit 1μ,7 pour trois cocci et 0μ,5 pour un seul ; et ce sont les plus forts, car la soudure élargit toujours le protoplasma des éléments. Le diamètre des cocci ne dépasse point 0μ,3 à 0μ,4. La partie inférieure de la préparation contenait beaucoup d'éléments en voie de sporulation. A la loupe, on pouvait même reconnaître des bacilles à extrémités bien arrondies, bien calibrées, et présentant une zone transparente médiane limitée nettement par les extrémités obscures du bacille. D'autres bacilles plus longs présentent un pointillé noir, dans un plasma transparent avec trois points sur la longueur du bacille.

Nous avons rencontré ce coccus dans l'air de Vichy. Le photogramme I de l'air représente des éléments peut-être un peu plus forts, mais la colonie, le microbe sont bien les mêmes.

C'est le *Coccus* ou *B. flavus tardigradus.*

PLANCHE XV
PHOTOGRAMME 8.
—
Colonie rosacée, membraneuse, jaunâtre, fluidifiante.
Coccus de 0μ3 à 0μ,7.
—
Coccus flavus liquefaciens.

La colonie qui a fourni cette préparation photographique n'était ni crémeuse, ni ponctuée comme la précédente. Elle était constituée par une substance membraneuse filamenteuse, un centre plus épais servait d'attache à des filaments de couleur blanchâtre formant une véritable membrane plus épaisse au centre qu'à la périphérie. La colonie mesurait à peu près 12 millim. de diamètre et son bord était dentelé, festonné, absolument comme une corolle gamopétale. En dessous de la membrane existait un liquide incolore, s'avançant jusqu'aux bords et isolant complètement la corolle d'avec la gélatine.

Cette colonie contient des cocci, également fins et absolument vrais. Les cocci très petits ne forment pas de chaînettes saprophytes : les éléments peuvent se réunir à 3, mais ce n'est pas le caractère du coccus disposé sur une seule ligne plus ou moins courbe et longue, ni passant au bacille. La préparation ne contient aucune forme bacillaire. Le diamètre de ces cocci varie de 0μ,3 à 0μ,7. Si on compare les deux photogrammes 7 et 8, on peut reconnaître dans ces deux images des éléments de même grosseur, quoique variant dans les limites que nous avons indiquées ; mais ils n'ont en rien l'allure du *bacillus flavus tardigradus*. Ce coccus d'après nos recherches serait le *coccus flavus liquefaciens*.

Nous devons ajouter que dans la source de l'Hôpital, nous avons rencontré encore deux variétés de cocci, très voisins des précédents et faciles à confondre, si nous n'avions pas la préparation à comparer rapidement au microscope, si surtout les colonies n'établissaient pas leur différence, nous ne les avons pas figurés.

Le plus voisin de ces deux cocci était un autre microbe provenant d'une petite colonie, très lente, mamelonnée, de couleur jaune gris de cire à parquet, épaisse, solide avec un petit cercle de 2 millimètres, gravé au centre. Ces caractères, nous les avons décrits, pour un gros bacille trouvé dans la Grande-Grille (pl. XII, photogrammes 15, 16, 17, 18). Le *B. magnus rectangularis*.

La colonie, à notre premier examen à l'œil nu, devait contenir ce bacille. Or elle contenait le plus fin des cocci dont les éléments mesuraient de $0^\mu,2$ à $0^\mu,4$, les cocci sont toujours ronds et bien formés, disposés en groupes, jamais en chaînettes.

Que dire maintenant de la fixité de caractères dans les colonies. Nous pensions trouver un long et gros bacille et c'est un coccus des plus petits !

PLANCHE XV.
PHOTOGRAMME 9.

Colonie crémeuse, non
fluidifiante, fluores-
cente, irisée blanche,
mamelonnée.
Diam : $0^\mu,55$.

Coccus aquatilis fluo-
rescens.

Le photogramme 9 représente un coccus d'un diamètre tout à fait différent ; du reste, l'élément est sphérique et si on examine à la loupe la photographie, les cocci apparaissent blancs au milieu, c'est-à-dire au sommet de la sphère et plus éclairés : les cocci s'alignent quelquefois en séries de quatre à cinq éléments, jamais ils ne forment de bacilles. Ils se rapprochent beaucoup des staphylocoques dont ils ont le diamètre.

La colonie qui les contient a germé avec un froid extérieur de 20° au-dessous de zéro. Ce coccus qui vient, sans doute aucun, de l'air ambiant, résiste donc à cette température et fructifie aisément dans l'eau de l'Hôpital à 34°. La colonie est crémeuse, solide cependant et fixe. Elle est irisée et fluorescente, en forme de lentille demi-sphérique et végète très lentement.

Le coccus mesure pour deux éléments $1^\mu,1$, soit $0^\mu,55$ pour chaque grain, souvent deux cocci se réunissent pour faire un diplocoque et, comme la ligne de séparation est mince entre les deux sphères éclairées, on les prendrait aisément pour un seul coccus. Bien que soudés, les deux cocci volumineux ne font jamais un vrai bacille. Ce coccus volumineux de colonie crémeuse blanche, fluorescente, non liquéfiante, nous semble être le *Coccus aquatilis fluorescens*.

PLANCHE XV.
PHOTOGRAMME 10.

Colonie vernissée, de
même couleur que la
gélatine, brillante,

Le dernier coccus que nous décrivons vient d'une colonie à peine distincte de la gélatine. Elle est transparente, vernissée, brillante, en lentille, non fluide, très

mamelonnée, non
fluidifiante, très déli-
cate.

Coccus : 1μ à 1μ,8.
Diploc. 2μ,3.
—
Coccus fulvus.

mince et délicate. On dirait des verrues
poussées sur la gélatine et de même nature
qu'elle. Cette préparation a été faite par
les plus gros froids de l'hiver 1893 (26 février). L'air ne se purifie donc pas com-
plètement autour des sources par les froids les plus rigoureux
(20°, 22° au-dessous de zéro).

Les éléments de la photographie sont de grosseur variée et
souvent soudés en diplocoques. C'est même la forme la plus
ordinaire de ce coccus et dans cette condition, le diplocoque
n'est alors qu'un gros bacille. On trouve dans la préparation
des bâtonnets irréguliers formés par 2, 3, 6, 8 éléments réunis.
Le milieu est toujours un peu étranglé. Le vrai bacille mesure en moyenne 2μ,3, ce qui donne à chaque coccus 1μ. Les
coccus mesurent de 1μ à 1μ,8. N'oublions pas que les photogrammes 10 et 11 sont au grossissement de 1000. Aucun de ces
éléments isolés n'offre l'aspect d'un staphylocoque dont le
le sommet est vivement éclairé. Ici la tendance à la formation
bacillaire paraît surtout générale. Une seule fois nous avons
constaté dans cette préparation la disposition en carré des
cocci.

PLANCHE XV.
PHOTOGRAMME 11.

Colonie transparente,
ton de gélatine non
fluide, croissant vite.

Coccus 0μ,4 à 0μ,5.
Diploc. Bacille de 1μ,1
ou 1μ,5 à 1μ,6 ou 3μ.
—
Bacillus fulvus.

Ce photogramme, au grossissement de
1000, représente de très fins bacilles diplocoques, venant d'une colonie aussi du
26 février 1893, formant un petit mamelon
transparent sur la gélatine, de teinte aussi
un peu gélatineuse, vernissée, de substance crémeuse, mais non fluidifiante.

Elle marchait vite cependant et les points
se réunissaient par un contact qui transformait en une circonférence unique les petites colonies isolées.

Le court bacille, qu'un grossissement de 1000 laisse bien
reconnaître, possède des extrémités arrondies et ne mesure
pas plus de 1μ,2 en moyenne. Beaucoup ne dépassent point
0μ,5 à 0μ,6. Les plus longs gagnent 2 à 3μ; mais ils sont
souvent coudés. La préparation ne renferme pas de plus

longues formations en baguettes, ni de chaînettes et dans les diplocoques, la soudure reste longtemps visible.

Cet élément se rapproche beaucoup du *bacillus fulvus* de Zimmermann; la photographie 17, pl. II (faite à 500), a de grandes analogies avec notre préparation, mais non pas avec le photogramme fait à 1000 diamètres et dont l'aspect est différent. Zimmermann pense que le nom de *fulvus* a été donné à ce microbe à cause de sa couleur gomme-gutte.

Nous n'attachons pas grande valeur aux modifications des couleurs si variables avec la substance nutritive; la forme, les dimensions, l'aspect général nous semblent d'un caractère plus fondamental et pour ce motif nous acceptons ce nom *Baccillus fulvus*.

Le photogramme 11 et le photogramme 10 sont la reproduction à 1000 D des préparations issues de la même colonie et alors identiques. Nous ne saurions trop mettre en garde le lecteur contre le grossissement de 1000 qui n'a été pris que pour un petit nombre de préparations. Nous constatons qu'il dénature le souvenir restant de l'examen à 500 qui a été le plus fréquent dans cette étude. Cependant le grossissement de 1000 fait découvrir sans hésitation ce microbe; tandis que l'examen de la préparation à 500 donne seulement l'idée générale d'un *coccus fin* mais non pas d'un *bacille*.

PLANCHE XV.
PHOTOGRAMME 12.

Colonie ponctuée blanche, fluidifiante, non fluorescente.

Bacil. 1μ,2 à 1μ,4 — 5μ.
Coccus 0μ,2 à 0μ,4.

Sporulation.

—

Bacillus aquæ parvulus liquefaciens.

Nous examinons encore deux photogrammes venant d'une même préparation prise sur une colonie de l'Hôpital. Ces 2 photographies offrent un aspect tellement différent quand on les regarde à la loupe, qu'il serait difficile d'y voir un seul élément, si nous n'avions la certitude d'avoir reproduit 2 parties de la même préparation, de la même colonie.

Celle-ci ne présentait aucun caractère tranché : point blanc crémeux, peu fluide, lent, non fluorescent, mamelonné, colonie d'apparence louche.

Elle contient des cocci ou de très courts bacilles diplocoques. A la vérité, dans ces diplocoques la séparation des cocci n'est plus possible à l'œil nu, tellement la longueur est minime pour le bacille. La longueur des diplocoques est de $1\mu,2$ à $1\mu,4$ et celle des cocci ne dépasse pas $0\mu,4$ à $0\mu,3$: la soudure augmentant le volume de chaque élément noté, nous rencontrons quelques fins bacilles, arrivant à 5 et 6μ; mais nous constatons aussi beaucoup de cocci ne dépassant point $0\mu,2$. De plus, dans les diplocoques les cocci sont souvent inégaux.

Le photogramme 13 (planche XVI) représente le même court bacille en voie de sporulation. En examinant la photographie à la loupe, on reconnaissait la séparation du bacille en deux éléments, clairs, séparés par une bande obscure. Dans un des coins de la préparation, il existe un long bacille, sûrement de la même formation, lequel ne mesure pas moins de $4\mu,4$. Sur cette préparation les bacilles sont beaucoup mieux formés : ils mesurent $1\mu,5$, ce qui porte à $0\mu,7$ la longueur de chaque coccus, transparent en son milieu.

Le diagnostic de ce court bacille ne nous a pas été possible avec les documents que nous possédons : aucune description ne répond, ni à sa colonie, ni à sa forme. Caractère : colonie ponctuée, blanche, peu fluidifiante, non fluorescente ; bacille $1\mu,2$; coccus $0\mu,2$.

Nous désignerons alors ce bacille sous le nom de *Bacillus aquæ parvulus, liquefaciens.*

Nous avons placé l'une après l'autre deux photographies qui en apparence semblaient relever des mêmes microbes. L'une aurait été l'état de sporulation de l'autre. L'examen à l'immersion nous a démontré au contraire (photogramme 14) que ce bacille n'était pas, quand il passait à la sporulation, dans la forme du photogramme 15. En effet, il a suffi de regarder à la loupe cette photographie pour y trouver une différence radicale. Les spores au bacille 14 se placent au milieu : on en voit quelques-uns. Le bacille se compose d'une zone blanche centrale et de 2 extrémités hémisphériques sombres. Le bacille 15, bien différent.

PLANCHE XV.
PHOTOGRAMME 14.

Colonie blanche, reflet de perle, très mince, marchant vite sur la gélatine.

Long. 4µ,4.
Diam. 1µ,5 à 2µ.

Bacillus helvolus.

prend la forme d'un 8 de chiffre, dont les deux anneaux sont clairs. Quand le bacille 14 est long, les spores peuvent être au nombre de 3 dans la longueur.

Ce bacille provient d'une colonie blanche, à reflet de perle de matière blanche, en couche mince sur la gélatine et s'y répandant vite.

Le coccus mesure 1µ,5 à 2µ. Il est donc volumineux et formé en bacille, l'élément passe à 4µ,4, la jonction augmentant toujours le volume isolé des cocci. Nous ajouterons que dans cet élément, comme nous l'avons démontré plus haut, les spores se forment au milieu.

Ce bacille nous paraît devoir être le *bacillus helvolus* de Roux, Lustig,... avec quelques différences toutefois dans l'aspect de la colonie.

PLANCHE XVI.
PHOTOGRAMME 15.

Colonie vesculaire.
Coccus à chaînette.
Chaînette 3 à 4 éléments
6 à 8 éléments.
Coccus, 1µ,6.
de 4 à 5µ.
Chaînette de 4 à 10µ.
Sporulation.
—
Coccus radiatus.

Le photogramme 15 résulte de la préparation d'une colonie formant une petite cupule vésiculaire sur gélatine. Elle mesurait 6 millim. de diamètre et contenait un liquide incolore remplissant la cupule. Mais au centre du liquide incolore, existait une petite concrétion couleur blanc-laiteux formant une petite rosace de 3 millimètres, irrégulière, avec un cercle central de 1 millimètre.

Le photogramme donne une idée absolument fausse de l'élément de cette colonie. En effet il ne représente que des diplocoques en voie de sporulation, or cette période d'évolution n'était qu'un accident dans une des parties de la préparation.

Le véritable microbe de notre cupule est un coccus volumineux mesurant 1µ,60; ce coccus forme en se joignant à d'autres non pas seulement des diplocoques, mais de longues chaînettes, comprenant souvent de sept à huit cocci soudés les uns aux autres et mesurant alors près de 10µ, souvent 6 à 8µ.

Les cocci dans certains points de la préparation se creusent

et deviennent transparents : il existe des nids de cocci en
cet état; tandis qu'à côté les cocci prennent bien la couleur et
présentent au contraire un point plus foncé au centre.

Enfin les diplocoques, les chaînettes ne sont pas formés le
plus souvent de ces cocci en sporulation ; la chaîne au contraire est bien colorée, les éléments en sont teintés en noir au
milieu. C'est dans quelques points rares qu'on trouve l'aspect
particulier du diplocoque en voie de sporulation, aspect bizarre,
bien éloigné de l'état normal du coccus en chaînette et que le
photographe a pensé devoir choisir comme particulièrement
curieuse et facile à reproduire.

Le nombre des cocci volumineux dissolvant la gélatine,
sans produire de couleur particulière de la colonie, laquelle
se limite à un magma central en *rosace*, est assez minime pour
arriver, semblerait-il, facilement à une classification du coccus.
Car notre élément est bien véritablement, dans le fond, un
coccus qui peut former des chaînettes, mais il reste, en masses
nombreuses en cet état, passant même à la sporulation sans
arriver à la formation bacillaire. Son évolution la plus avan-
cée, c'est la chaînette *saprophyte*.

D'après nos recherches, ce serait le *micrococcus radiatus* de
Lustig; il est saprophyte d'après Flügge. Roux le décrit ainsi
et assez succinctement.

PLANCHE XVI.
PHOTOGRAMME 16.

Colonie vésiculaire à
cercles opaques, à li-
quide clair à la péri-
phérie, marchant as-
sez lentement.
Coccus : 0μ,2.
Bacille long. 0μ,5, à 2μ.
0μ,3.
—
Bacillus tenuissimus,
a vesicula.

Cette photographie représente le plus
petit bacille que nous ayons rencontré
dans cette source et même dans toutes nos
recherches. C'est aussi l'un des mieux formés et des plus réguliers. L'éclairage
bien appliqué fait bien ressortir toute la
précision de ses différentes formes.

La colonie (30 janvier 1893) était une
vésicule blanchâtre de 6 millimètres de diamètre, à centre plus opaque, diminuant d'opacité du milieu
à la périphérie, où le liquide était transparent. La vésicule
se développait lentement.

L'immersion laisse très souvent distinguer un diplocoque

dans ces très fins bacilles : mais à l'œil nu et même à 500,
il n'est possible de reconnaître que de très-fins bacilles bien
constitués et un peu effilés à leur extrémité.

A la loupe, sur la photographie on retrouve aisément le
petit cocus initial. Les bacilles les plus courts ont à peine
0μ,4 à 0μ,5. Les plus longs mesurent 2μ,2. La transition de ces
très fins bacilles au petit coccus rond est insensible. Ce dernier ne dépasse point 0μ,2 à 0μ,3. La préparation ne contenait
pas de longs bacilles, résultat de la jonction de 2 à 3 éléments.
Ce bacille, comme colonie, comme aspect, se rapproche beaucoup du *bacillus tenuissimus a vesicula* de l'Allier (planche IV,
photogramme 8) espèce que nous avons classée parmi celle
naissant des vésicules.

PLANCHE XVI.
PHOTOGRAMME 17.
—
Colonies blanches, cré-
meuses, minces, ponc-
tuées, isolées de la
gélatine par le liquide
sous-jacent transpa-
rent.
Bacille : long. 1μ,5, à 2μ.
D. transv : 0μ,2.

Non vésiculaire comme celle du bacille
tenuissimus a vesicula, la colonie de ces
petits bacilles était formée d'une substance
blanche grisâtre, crémeuse ponctuée. Ces
colonies en lentilles furent très abondantes dans un ensemencement fait le 27 février 1893. En dessous de la matière blan-
che grisâtre existait un liquide incolore, préparant l'agrandis-
sement de la colonie et l'isolement de la gélatine. Ces petites
colonies n'avaient pas plus de 2 millimètres de diamètre, elles
formaient de petits boutons de gélatine, comme les colonies fi-
gurées aux cultures photogr. 5 et 6.

L'élément qu'elles contenaient est un très petit bacille,
formé par de très fins cocci. Les bacilles donnent même des
éléments assez grands, ce qui n'existait pas dans le photogramme précédent, mais d'autre part les plus petits bacilles
et cocci sont encore plus courts et plus minces que ceux du
photogramme 16. A l'immersion, il est aisé de voir la constitution du bacille en deux cocci. Quelques-uns de ces diplocoques bacilles sont même en voie de sporulation.

Les bacilles les plus longs sont minces et effilés à l'une des
extrémités. Ils mesurent de 1μ,5 à 1μ,7, rarement 2μ. Leur
diamètre transverse ne dépasse pas 0μ,2 à 0μ,3. En somme ces

éléments sont des infiniment petits parmi les microbes : et leur régularité est moins grande, leur forme moins précise que ceux de la photographie précédente.

Les deux bacilles 16 et 17 ne sont pas de la même espèce. Bien que la forme des deux éléments offre de grandes analogies à l'œil nu, la colonie est absolument différente et et pour le genre *bacillus tenuis*, la caractéristique *a vesicula* n'est pas à négliger. Or le bacille du photogr. 17, était non pas une vésicule mais une substance blanche, flottant sur un liquide incolore, sous-jacent, ne formant ni cupules, ni vésicules. Du reste, en examinant cette photographie à la loupe, on reconnaît vite des cocci assez forts et des bacilles minces, d'un tout autre genre, il y aurait là peut-être un mélange de deux colonies, passé inaperçu, la plus forte ayant fait disparaître la plus faible, nous ne chercherons pas à déterminer cette espèce.

PLANCHE XVI.
PHOTOGRAMME 18.

Colonie vésiculeuse, en rosace, magma blanchâtre, liquide louche, marche lente.

Bacille µ1.
et de 0µ,7 à 3µ 5.
Diam. 0µ,4.

Bacillus proteus Zenkeri.

Colonie germant sur gélatine (10 mars 1893) formant un vésicule de 10 millim., à point central plus épais et blanchâtre, à substance disposée en rosace et constituée par un magma opaque, nageant dans un liquide un peu louche et grisâtre.

L'élément contenu dans cette vésicule est un très petit bacille bien formé, net, dû à la soudure de deux cocci. La préparation contient même des éléments quadruples, c'est-à-dire constitués par la jonction de deux bacilles diplocoques. Si le bacille est net, on voit cependant facilement qu'il est aminci en son milieu, mais la soudure n'est pas brusque, ni l'incisure aiguë au milieu. La réunion ne se fait pas toujours en ligne droite, ce qui donne souvent aux bacilles un aspect incurvé, plus renflé aux extrémités, un peu plus mince au milieu.

Cet aspect particulier des bacilles, bien différent de la forme des deux bacilles précédents, nous ramène à une série de formations analogues au photogr. 18. Ce bacille est plus

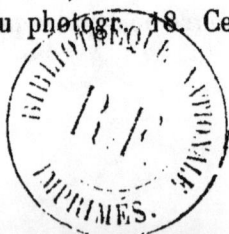

BIBLIOTHÈQUE NATIONALE IMPRIMÉS

mince, il naît d'une vésicule, et cependant par sa structure
il se rapproche beaucoup du *court bacille de l'eau*, si abondant
dans toutes les sources de Vichy. Ici le bacille moyen mesure
1μ à 1μ,5, les plus longs 3μ,5, leur diamètre étant de 0μ,4 à 0μ,5
et moins.

Ce très court bacille a les dimensions exactes du bacille
Proteus Zenkeri. Du reste, il ne faut pas se dissimuler, comme
le remarque Roux de Lyon, que plusieurs variétés, le Bac.
termo, le Bac. fluorescens, le Proteus vulgaris, et quelques
autres, sont des espèces très voisines et souvent confondues.
Roux donne cet élément comme amenant la putréfaction de la
matière organique.

PLANCHE XVII.
PHOTOGRAMME 19.

—

Colonie blanc gris, un
peu fluide, mince,
marchant vite.
Bacille 1μ. sur 0μ,2.
Au maximum 3μ. sur
0μ,4.

—

Bacillus liquefaciens.

Colonie blanche, de ton gris, non brillante, un peu fluide, sans liquide spécial
sous-jacent, non fluorescente, mince, marchant vite sur la gélatine ; en somme colonie assez banale, sans caractère spécial.

Elle contient des bacilles d'une extrême
finesse dont de rares exemples sont incurvés en virgules,
mais ce n'est pas la forme générale, tant s'en faut. Quand on
mesure ces petits éléments, on reconnaît qu'ils mesurent 1μ
de longueur en moyenne sur 0μ,2 de large. Les plus longs, un
peu renflés aux extrémités, gagnent jusqu'à 3μ de longueur et
0μ,4 de large. A l'immersion, tous ces bacilles paraissent plutôt se rapprocher des formes si fréquentes *du court bacille de
l'eau* qu'elles représentent fort bien en petit (planche XVII,
photogramme 23). Il ne peut être établi aucune assimilation
même de loin entre le bacille du photogramme 18 et celui du
photogramme 19 : l'un est petit, court, trapu en général ;
l'autre est remarquable par la finesse de ses éléments minces,
effilés. Et cependant on retrouve dans les deux préparations
des bacilles de 2μ sur 0μ,4 qu'il serait impossible de distinguer
l'un de l'autre.

Mais malgré ces rares éléments semblables, nous pensons
que ce bacille doit être placé parmi les variétés du *Bacillus*

liquefaciens; il en a la forme, et le caractère de la liquéfaction est excessivement variable; notre colonie était, du reste, un peu fluide et fusait rapidement sur la gélatine.

PLANCHE XVII.
PHOTOGRAMME 20 et 21.
—
Colonie vésiculeuse blanche, homogène, rapide.

Bacille 2μ,2 long.
0μ,7 larg.
Coccus diplocoque.
—
Bacillus devorans.

La colonie de ce microbe était une large cupule de 7 millim., blanche, rapidement fluidifiante. Elle était homogène, sans magma central, ni cils, ni fibres visibles à la loupe, ni disposition rayonnée. Cette cupule avait près de 5 millim. de profondeur.

L'élément contenu (Photogramme 20) est un bacille provenant d'un coccus et de diplocoques. Il est aisé de retrouver le gros coccus qui s'allonge déjà dans la formation du diplocoque. Peu à peu ce diplocoque se modifie, s'étire et se régularise : c'est un gros bacille bien uniforme, dont l'étranglement médian et les renflements terminaux disparaissent.

Ces bacilles moyens mesurent 2μ,2 de long et 0μ,7 de large; mais il en est de plus grands allant jusqu'à 3μ sans changement de diamètre.

L'aspect général de la préparation n'est peut-être pas bien rendu par ce point du photogramme qui se trouve rendre surtout des bacilles, tandis que les cocci forment la grande majorité du champ d'observation. De plus le grossissement dépasse ici la force ordinaire, car il y a contradiction entre notre miscroscope à 500 et l'état du photogramme qui avoisine 1000.

Le photogramme 21 provient d'une colonie de même nature. La vésicule-cupule était plus large (9 millim.) et contenait au centre une partie épaisse disposée en rosace 5 millimètres, à point central elle-même.

Malgré quelques différences dans la vésicule, les deux colonies ont bien le même aspect. Dans certains points de la préparation; nous voyons des bacilles avec une zone centrale transparente et deux extrémités arrondies.

Ces deux variétés semblent appartenir au *Bacillus devo-*

rans. Nous avons déjà rencontré cet élément dans l'eau de la Fontfiolant. Pl. VIII, phot. 9 et de la Grande-Grille, pl. XI, phot. 8.

PLANCHE XVII.
PHOTOGRAMME 22.
—
Cupule à substance blan-che, à point central, opaque, à zones alter-nantes claires et opa-ques. Bacille court, épais, cocci-diploc. Baguettes.

Bacillus long. 4μ.
Larg. 0μ,7.
Cocci 2μ. à 0μ,5.

Bacillus termo

Cette colonie démontre combien seraient grandes les erreurs, si l'on dénommait les microbes d'après l'apparence de leur ger-mination. Voici une colonie en cupule, ayant un point central blanc épais, puis successivement une zone opaque, une zone claire, transparente. La cupule avait un ton jaunâtre gris sale; mais elle ne conte-nait pas de liquide plus ou moins louche séparant la substance de la colonie d'avec la gélatine sous-jacente. Elle rongeait la matière nutritive sur place, sans transformation liquide, apparente au moins.

La colonie contient de gros cocci qui s'organisent en ba-cilles et en chaînettes. L'élément prédominant n'est pas le coccus, mais le bacille : un bacille épais, gros, plein, à extré-mités arrondies. Les gros cocci se disposent aussi en chaînettes de trois à quatre éléments, restant distincts, et de volume varié malgré leur suture initiale.

Ces bacilles mesurent 4μ en moyenne de longueur et 0μ.7 en largeur. Quelques chaînettes ont 6μ de longueur et les cocci qui les composent varient en largeur de 2μ à 0μ,5.

D'après la nature de la colonie en cupule, à centre opaque et à zones alternantes, nous aurions de prime abord pensé trouver dans cette substance des bacilles fins ou ces bacilles des vésicules (*bacillus tenuis*). Mais ces grosses chaînettes en font un bacille saprophyte et le bacille dans sa structure n'a pas du tout l'allure du *bacillus tenuis a vesicula*.

D'après les descriptions du professeur Macé, nous aurions bien dans ce photogramme le *Bacillus termo*.

PLANCHE XVII.
PHOTOGRAMME 23' et 23'.
—
Colonie crème, blanche, lenticulaire, fluores-cente, non liquéfiante.

Nous avons réuni les trois photogrammes suivants qui se rapportent à des colonies de même nature, recueillies dans plusieurs expériences. C'est la colonie typique la

Long. 4μ. à 2μ. et moins.
Diam. 0μ,8 à 1μ.
B. Brevis aquæ fluorescens.

plus fréquente dans les ensemencements de gélatine avec l'eau de source ou d'Allier. Nous avons choisi des microbes arrivés à différentes phases de leur développement, mais bien constitués.

La colonie n'est jamais vésicule ou cupule ; c'est une petite lentille blanche, sèche plutôt que trop humide, crémeuse, opalescente. Le début de la colonie est toujours une petite colonie de 2 à 3 millimètres, irisée, creusant la gélatine aux parties déclives. Bien que la fluidification de la gélatine ne soit pas rapide et ne donne pas lieu à un liquide séparé se répandant autour de la colonie, on aperçoit cependant autour de la lentille crème blanche, une très mince couche de liquide transparent.

La forme des éléments ne laisse aucun doute sur leur nature, c'est le *court bacille de l'eau* que nous avons déjà rencontré dans l'air de Vichy, l'Allier, la Fontfiolant et la Grande-Grille. Il peut varier de longueur et de diamètre transverse, mais la colonie, la forme du bacille se reconnaissent aisément. Les deux cocci formateurs sont la cause du renflement des deux côtés et de l'amincissement central.

Le photogramme 23[1] figure ce bacille dans toute sa grandeur ; on le rencontre rarement plus développé. Le photogramme 23[2] compte des bacilles de toute longueur ; ceux de ce dernier photogramme sont plus minces et moins bien formés, mais sont néanmoins de beaux spécimens du *court bacille de l'eau*.

PLANCHE XVIII.
PHOTOGRAMME 24.
—
Colonie jaune crème, citron, fluidifiante, rapide.
Long. 0μ,6 à 4μ,5.
Larg. 1μ.
—
Bacillus flavus liquefaciens.

Cette colonie se rapproche beaucoup des précédentes, c'est-à dire de la colonie crémeuse, opalescente, humide du bacille de l'eau ; mais ici, la colonie, au lieu d'avoir la couleur blanche, était au contraire d'un jaune citron ; et surtout, elle était *fluidifiante*, détruisant vite la gélatine et répandant une petite odeur de rance. Ces caractères séparent donc nettement cette colonie d'avec celle du *B. brevis aquatilis* ; les éléments ont cependant des analogies assez évidentes.

Le bacille est régulièrement formé, plus droit, moins étranglé au centre, moins renflé aux extrémités : la soudure des cocci se fait en ligne droite, l'élément complet est plus rectiligne; çà et là, toutes ces fines transitions dans la structure de l'élément se retrouvent sur la préparation. Comme aussi la longueur varie de 1 à 8 pour ces bacilles à peu près parfaits. Nous en comptons beaucoup qui vont jusqu'à 4$^\mu$,5 de longueur sur 1$^\mu$ de diamètre.

Macé nomme cet élément : *Bacillus flavus*, nous ajouterons *liquefaciens*; il est saprophyte, et pour nous se rattache complètement aux variétés des *bacilles courts de l'eau*.

PLANCHE XVIII.
PHOTOGRAMME 25.
—
Colonie liquéfiante, rosacée, nageant sur liquide, filamenteuse. Bacille capsulé.
de 3 à 4μ. et 1μ.
sur 0μ,5 et 0μ,3 en diamètre.
—
Bacillus capsulatus implexus aquæ.

Cette colonie diffère absolument des précédentes. Ensemencée le 1er février 1893, elle a débuté par un petit cercle de substance crémeuse, blanche, flottant au dessus de la gélatine sur un liquide presque incolore. La cupule atteignait 8 millimètres de diamètre au septième jour, mais trois autres colonies semblables qui s'étaient réunies par un point de tangence constituaient une masse filamenteuse, solide, continue, flottant comme des feuilles de lotus sur un liquide transparent, lequel creusait la gélatine. La colonie isolée était formée à la périphérie, d'une collerette de cils, épineuse, émanant de la substance blanche épaisse de la colonie. En somme la marche envahissante était lente sur la gélatine malgré la température de 19° qui entourait les boîtes de Pétri.

Les bacilles bien représentés dans le photogramme sont minces, larges, bien calibrés, de volumes réguliers; la soudure des éléments premiers ne se fait pas en ligne droite, mais sous des angles plus ou moins ouverts. Le caractère le plus distinctif de ces bacilles est une zone claire, une enveloppe capsulée qui les en entoure sans se colorer, comme le représente le photogramme. Cependant sur les préparations, ces capsules qui ne sont pas attaquées par la matière colorante dans leur grande épaisseur, sont un peu teintées sur les bords, en carmin et leur forme se dessine alors d'autant mieux autour du bacille finement coloré.

Ces bacilles peuvent mesurer de 8 à 10ᵘ les plus longs; mais leur longueur moyenne est de trois à 4ᵘ. Leur diamètre serait de 0ᵘ,5 à 0ᵘ,6, en moyenne.

Je n'ai trouvé aucune indication de ce bacille capsulé, soudé à angles et venant d'une colonie rosacée et liquéfiante.

Nous pourrions le nommer *Bacillus capsulatus implexus aquæ.*

PLANCHE XVIII.
PHOTOGRAMME 26.
—
Colonie vésiculeuse.
Cupules à point central blanc, zones alternandes, claires et blanches. Bacille court, mince, droit, bien calibre.

Long de 2 à 4ᵘ.
Larg. 0ᵘ,2.
—
Bacillus tenuis aquæ

Nous continuons la série des colonies franchement *vésiculaires* comme nous les avons déjà étudiées dans l'Allier. Ces vésicules ont un caractère assez fidèle; elles contiennent toutes des bacilles assez fins, souvent longs, très droits, très réguliers et qui n'ont point comme les *bacilles courts de l'eau*, cet amincissement du milieu avec renforcement terminal. Ici nous rencontrons des éléments bien calibrés et réguliers L'élément initial est droit, uniforme. Voilà le caractère du bacille de ces vésicules dont l'eau de l'Hôpital contient quatre variétés.

Le plus petit microbe de cet nature provient d'une colonie vésiculaire : petite cupule de 4 millimètres en tous sens, à point central blanc épais, entouré d'une zone transparente, la périphérie étant blanc-grisâtre. La cupule n'offrait aucune fibre, aucun cil.

Le bacille de cette colonie est mince, court, mais très bien calibré et très régulier. Il a bien l'aspect des éléments de ces vésicules tous longs, minces et droits.

Ces courts bacilles mesurent en moyenne 2ᵘ. Les plus grands allant jusqu'à 8ᵘ et les plus petits atteignant à peine 0ᵘ,2. Les cocci du début sont très rares dans la préparation; ils passent vite à la forme bacillaire plus longue que large.

Nous avons déjà rencontré le *bacillus tenuissimus aquæ* dans le photogramme 16, nous nommerons celui-ci, *tenuis aquæ*.

Cette colonie était une vésicule marchant vite, dissolvant rapidement la gélatine, et toujours comme les précédentes, à point central blanc épais, sans cils, ni collerette, ni magma.

PLANCHE XVIII.
PHOTOGRAMME 27.
—
Colonie vésiculaire, à point central; Bacille droit, mince, bien calibré.
Long. 6 à 8µ.
Larg. 1µ. à 1µ,2.
—
Bacillus aquatilis tenuis.

Toutes les vésicules étaient d'une couleur blanc-gris, louche.

Le microbe de cette colonie est beaucoup plus gros que le précédent, mais il en a tous les caractères : régularité de calibre, rectitude.

Cependant ici la longueur des éléments permet des courbures qui tiennent à la soudure des bacilles en dehors de la ligne droite. Comme plus haut, ces bacilles sont très réguliers et à extrémités bien coupées, ni effilées, ni renflées.

Les dimensions en longueur sont si variables que ce photogramme renferme quelques bacilles qui sont certainement plus petits que ceux du photogramme 26; mais ils restent un peu plus larges, ce qui constitue le caractère de la variété. Celle-ci doit donc être définie surtout par ces éléments moyens.

Ils mesurent 6 à 8µ, les plus grands 15 à 17µ, les plus petits 1µ,2. En largeur, ils ont presque tous 1µ à 1µ,2.

Ce bacille correspond au *bacillus aquatilis tenuis* que nous avons déjà vu dans l'eau de l'Allier.

PLANCHE XVIII,
PHOTOGRAMME 28.
—
Colonie vésiculaire, à masse blanchâtre au fond de la vésicule, liquide louche. Gros bacille droit régulier, Baguette.
Long. de 1 à 2µ.
de 5 à 6µ.
jusqu'a 10µ.
Larg. 1µ,5.
Bacillus aquatilis subtenuis.

Le bacille du photogramme 28 est toujours de la même famille et c'est un des éléments les plus forts de cette classe de microbes.

Il existait ici dans la vésicule une petite différence. Elle n'était point formée de zones concentriques avec centre opaque. C'était une vésicule à liquide assez transparent, contenant au fond une masse de substance blanche, grisâtre, réunie en un seul globe.

Les bacilles contenus sont de véritables baguettes et la disposition des petits éléments à la suite les uns des autres, en ligne droite, indique qu'une substance, que nous ne voyons pas, inappréciable par nos teintures, réunit ces bacilles dans l'axe les uns des autres. Le fait est connu pour certaines espèces de microbes à baguettes et à longues fibres avec enveloppes.

Ces petits bacilles ne dépassent pas toujours 1 à 2μ, mais les baguettes de 7 à 8μ sont nombreuses : sur la préparation, on peut voir une baguette en voie de formation qui ne mesure pas moins de 30 à 35μ, soit 14 à 15 millim. Diam. transv. 1μ,5. Ce bacille peut être nommé *Bacillus aquæ subtenuis*.

PLANCHE XIX.
PHOTOGRAMME 29.
—
Colonie fluidifiante, substance filamenteuse ciliée, en plaque circulaire, nageant sur liquide louche. Etat de sporulation. Longues baguettes enchaînées et à larges mailles.

Baguettes spores et à l'extrémité renflement alenchemale.

Long 5 à 6μ. Diam. 0μ,5.

Bacillus aquatilis tenuis longus.

La colonie de ce photogramme 29 différait assez des précédentes. Elle était bien constituée par une vésicule, mais le liquide était sous-jacent à la substance de la colonie et d'un blanc louche. La substance elle-même était formée de fibres très fines, aiguilles intriquées, partant d'un centre blanc épais et se continuant jusqu'à la périphérie qui était ciliée et soyeuse. Elle mesurait 14 millim. de diamètre. La masse même de la colonie était donc une membrane blanchâtre, fibreuse, ciliée et très fine au bord, le tout supporté par un liquide constituant la cupule ou la vésicule.

L'élément initial de cette colonie est un bacille long de 4 à 6μ, large de 0 à 0μ,5. A un fort grossissement, il est aisé de reconnaître que ces petites baguettes sont renflées à une de leurs extrémités et là portent un point blanc, une spore. La jonction de ces bacilles à spores sous forme de longues baguettes présente un aspect tout spécial à ce bacille. En examinant les bacilles de la préparation, nous voyons que non seulement l'extrémité, mais tout le corps du bacille est rempli de spores dans certains éléments.

Le bacille simple présente de grandes ressemblances avec le *bacillus tenuis aquatilis*. La forme de la colonie à substance fibreuse et ciliée, l'état de sporulation du bacille ne nous permettent pas de le classer dans la variété des photogrammes 27 et 28 ; mais il est, tout semble le montrer, de la même espèce. Nous le nommerons *Bacillus aquatilis tenuis longus*.

Le bacille du photogramme 30 a été déjà représenté parmi

les microbes de l'Allier, planches **IV** et **V**, photogrammes 9,
10, 11. Colonie : cupule contenant un liquide transparent, un
peu louche cependant, dans lequel était déposé un bourbillon
de matière blanche.

PLANCHE XIX.
PHOTOGRAMME 30.

Cupule-Liquide, trans-
parent à bourbillon.
—
Bacillus mycoïdes.

Nuls cils à la périphérie, ni corolle, ni
rosace. Pas de point blanc central, avec
zones alternatives, claires et blanches, caractères qui appartiennent à la colonie du
bacillus aquatilis tenuis.

Ici le bacille est le *mycoïdes*, pour la description duquel
nous renvoyons à la Grande-Grille, photogrammes 11, 12, 13,
planche **XII**.

Le photogramme 31 représente un bacille court, mais très
régulier, dont la colonie nous a mis dans un certain embarras.
Nous avons sous les yeux, en rédigeant cette partie, le dessin
de la colonie et la préparation se rapportant à ce dessin : le
tout fait le 1er février 1893.

La colonie est un petit mamelon brun gris, non fluide, mesurant 5 à 6 millimètres au sixième jour, assez irrégulier et un
peu plat, ayant au centre un petit cercle de 1 millim., gravé
dans la substance de la colonie. Elle marche assez lentement :
c'est celle, en un mot, de notre *bacillus magnus rectangularis.*

PLANCHE XIX.
PHOTOGRAMME 31, 32, 33.
—
Bacille grand, carré rec-
tangulaire, voyez la
Grande-Grille, plan-
che XII, photogram-
mes 15 et 16.

Bacillus, magnus rec-
tangularis.

Le photogramme 31 donne une idée
juste de toute la préparation : elle contient de fins bacilles dont les plus longs
peuvent former une baguette double des
éléments figurés. Le coccus initial n'est pas
rare dans le champ de la préparation, et
son diamètre est presque celui des plus
petits bacilles.

Ceux-ci mesurent, les plus grands $4^\mu,4$, les moyens $2^\mu,5$ et
les petits 1^μ. Quelle que soit la longueur, le diamètre transverse est le même, soit $0^\mu,5$ à $0^\mu,4$.

Malgré toute la différence de ce bacille d'avec le suivant des
planches 32, 33, 34, nous n'hésitons pas, en nous basant sur la
colonie identique à ranger ce photogramme 31 parmi les varié-

tés du *Bacillus rectangularis magnus*. Le tirage des épreuves augmente un peu trop les diamètres de ces éléments.

Les photogrammes 32 et 33, appartiennent sans hésitation au bacille *magnus rectangularis* que nous avons décrit à la Grande-Grille dans les photogrammes 15 et 16. Les caractères de la colonie et ceux des bacilles dans les photogrammes 32 et 33, sont exactement ceux du même bacille de la Grande-Grille. Si on examinait le photogramme 32 seul, il serait impossible de reconnaître dans ces formes, le microbe du photogramme 31 et cependant les deux préparations concordaient et contenaient le bacille carré rectangulaire, à extrémité un peu élargie que nous figurons.

Le bacille 34 représente une préparation de la même colonie que les photogrammes 32 et 33. Cette partie offrait des bacilles en voie de sporulation bien visible, ce qui modifie leur aspect, car les bacilles sont devenus de longs filaments. Ces filaments peuvent former alors de grandes mailles dont la similitude avec les photogrammes précédents serait peu facile à établir si on ne les rencontrait dans la même préparation. Ce photogramme 34 se rapproche beaucoup du bacille représenté planche XIII par le photogramme 20 de la Grande-Grille; mais ce dernier est le *Bacillus vermicularis*, tandis que le photogramme 34 reste bien, de par les colonies, la suite des bacilles, des photogrammes 32, 33, dont le photogramme 31 est le début.

La source de l'Hôpital peut donc présenter aux analyses microbiennes faites à différentes périodes de l'année, les éléments suivants.

1. *Coccus, bacillus, flavus tardigradus* (f.).
2. *Coccus flavus liquefaciens* (f.).
3. *Coccus aquatilis fluorescens* (n. f.).
4. *Coccus flavus* (n. f.).
5. *Bacillus aquæ parvulus liquefaciens* (f.).
6. *Bacillus helvolus* (n. f.).
7. *Coccus, bacillus radiatus* (f.).
8. *Bacillus tenuissimus a vesicula* (f.).
9. Éléments de deux colonies non classés.
10. *Proteus Zenkeri* (f.).

11. *Bacillus liquefaciens* (f.).
12. *Bacillus devorans* (f.).
13. *Bacillus termo* (f.).
14. *Bacillus brevis aquæ fluorescens* (n. f.).
15. *Bacillus flavus liquefaciens* (f.).
16. *Bacillus capsulatus implexus aquæ* (f.).
17. *Bacillus tenuissimus aquæ* (f.).
18. *Bacillus aquæ tenuis* (f.).
19. *Bacillus aquæ subtenuis* (f.).
20. *Bacillus aquæ tenuis longus* (f.).
21. *Bacil'us mycoïdes* (f.).
22. *Bacillus magnus rectangularis* (n. f.).

Soit vingt-deux variétés de microbes qui viennent végéter à différents moments dans l'eau de l'Hôpital. Si nous voulions analyser les microbes de bouteilles, il faudrait en tripler le nombre.

Mais qu'on le sache bien, ce ne sont point les microbes de l'eau de l'Hôpital ; cette source est amicrobienne pendant l'hiver depuis qu'elle est surtout protégée contre les poussières et l'eau et distribuée sans agiter la source.

Ces microbes sont : fluidifiants 17 ; non fluidifiants 5 ; la grande majorité est saprophyte. Aucun d'eux n'est pathogène spécifiquement, sinon le mycoïde dont l'influence nocive paraît établie.

Il est d'une extrème importance de constater que toutes ces variétés de microbes ont disparu en février 1894, alors qu'en janvier 1893, c'est-à-dire il y a un an, l'eau était contaminée par ces cultures et par beaucoup d'autres espèces encore que nous n'avons voulu ni décrire, ni photographier.

Nous tenons à faire remarquer dans l'eau de l'Hôpital toute la série des bacilles venant des vésicules, genre tout particulier à l'Allier mais que la Grande-Grille ne contient pas.

CHAPITRE VII

SOURCE MESDAMES

La source Mesdames appartient aussi bien à Cusset qu'à Vichy; car elle naît à peu près à moitié route entre les deux villes, circonstance qui démontre une fois de plus l'unité du bassin minéral partant d'un point central situé vers la Grande-Grille ou le Puits-Carré, et se ramifiant d'une part dans l'angle d'embouchure du Sichon, vers Cusset jusqu'aux contreforts des terrains volcaniques, et de l'autre se dirigeant sans obstacle jusqu'à Saint-Yorre.

Le Griffon de la source Mesdames a été rencontré à 97 mètres de profondeur, à 2 kilomètres de Vichy, sur le bord du Sichon. Elle fut forée par les frères Brosson, anciens fermiers de l'État, vers 1845. L'eau monte par un tube de 5 centimètres de diamètre, jusqu'à 7 mètres au-dessus du sol; elle est amenée ensuite par des conduites en fonte jusque dans la galerie des sources, en un point symétrique à la Grande-Grille. Elle possède encore à ce point une légère force ascendante qui la fait sourdre doucement dans la vasque.

En 1894 (12 au 14 février), la source ayant perdu un peu de sa force ascensionnelle et de son abondance, des regards ont été pratiqués sur le trajet du conduit d'embouteillage de l'eau lequel suit, en partie, la rue de Paris (de la gare). Nous reconnûmes alors que cette source avait eu deux conduits : l'un en terre rouge, d'un grain très fin, très dur et valant à coup sûr le conduit de fonte. Ce conduit fut remplacé vers 1864, c'est-à-dire plus de quinze ans après la pose, par un conduit de fonte, lequel en 1894, soit trente ans après, apparaît à l'intérieur, rongé par la rouille, mais sans perforation arrivant à l'âme du conduit. C'est le dépôt intérieur qui nous intéresse. Or, le tube de poterie rouge montre encore une couche de couleur rouille, molle qui n'a pas plus de 1 à 2 millimètres d'épaisseur. Il n'existe pas de cristallisations carbonatées comme dans les conduits de la Fontfiolant. Le tube de fonte, lequel fonctionnait depuis trente ans et le matin même des recherches, n'a pas non plus de couches épaisses de sels de chaux : à peine un limon de 1 millimètre couleur rouille, déposé dans la partie la plus déclive du tube de fonte ; rien à partir de la ligne médiane. Ce limon a l'aspect du dépôt même de la vasque : c'est du crénate de fer.

Cette eau transparente, légèrement gazeuse, d'un goût styptique franc, arrive à niveau d'une cuvette établie à hauteur d'homme. Elle dépose sur toute la surface de la première cuvette d'émergence et sur la vasque inférieure, une teinte de rouille et un enduit amorphe de même couleur. L'eau qui redescend dans la deuxième vasque inférieure sert au lavage des verres, lesquels sont ensuite placés dans une gamelle à manche et plongés au centre du bouillon : méthode absolument suspecte et d'une propreté peu méticuleuse, mais qui résiste jusqu'ici à toutes les observations les plus logiques et les mieux fondées. Les malades qui n'ont pas de verres se contentent de rincer au trop-plein la gamelle en fer et y boivent à même. Pour nous rendre compte de l'état de cette gamelle, nous avons pris tout d'abord l'eau d'analyse dans la gamelle après avoir rincé cependant le dit récipient.

Le 22 février 1893, nous avons ensemencé 4 boîtes de Pétri chacune avec 2 gouttes d'eau Mesdames, prise avec la gamelle dans la cuvette d'ascension et versée dans un flacon aseptique.

PLANCHE XX.   Les photogrammes 1 et 3, planche XX,
PHOTOGRAMMES, 1, 2, 3, 4. montrent bien et la nature granuleuse et le nombre de colonies à leur naissance ; dans les figures suivantes (photogr. 2 et 4), les colonies, granuleuses à leur périphérie, tournent vite à la vésicule rongeante et sinueuse.

Il suffit d'un à deux jours en plus pour voir toutes ces colonies passer à la forme fluide, se réunir entre elles et former des sinuosités liquides dans la gélatine, laquelle disparaît rapidement sous leur marche envahissante. Chaque source, dans ces photogrammes de cultures, prend un aspect particulier.

La numération de ces colonies est assez difficile, car chaque centre s'entoure de granulations fines qui vont former autant de germes. En se tenant aux colonies constituant un centre, dans la première boîte, le nombre des germes pouvait être estimé à 75 par boîte. Or, l'ensemencement a été fait à deux gouttes, soit le dizième du gramme. Le nombre des germes par gramme dans cette eau de gamelle, à la source Mesdames (photogrammes 1, 2), s'élève donc à 750 au minimum et en hiver.

Voyons la différence avec l'eau prise, sans le secours de la gamelle, en plongeant notre petit flacon au milieu du bouillon de la cuvette.

Le 19 février, 8 tubes gélatine ont été ensemencés chacun avec 1 goutte eau Mesdames, fraîche et prise directement à la cuvette. Voici les résultats après cinq jours :

Tubes.	Germes.	Tubes.	Germes.
1	0	5	3
2	0	6	1
3	0	7	1
4	0	8	2

Soit 7 colonies pour 8 gouttes, ce qui donne 17 colonies à 20 gouttes au gramme.

Le 22 février, j'ai ensemencé à 4 gouttes d'eau Mesdames toute fraîche et prise directement à la cuvette, 10 tubes de gélatine. Or, quatre jours après, les résultats ont été les suivants :

Tubes.	Germes.	Tubes.	Germes.
1	3	6	2
2	7	7	3
3	4	8	3
4	4	9	2
5	2	10	1
	20		11

Soit 31 germes pour 40 gouttes ou 2 grammes, c'est-à-dire 15,5 colonies par grammes.

Les résultats de ces deux dernières numérations sont donc concordants et ils montrent quelle influence dangereuse exerce la gamelle avec laquelle on remplit les verres. L'eau passe du coup de 15 germes par gramme à 700 environ, soit une quantité quarante fois plus grande.

Le 4 mars, 14 tubes de gélatine ont reçu chacun 6 gouttes (le gramme a 13 gouttes) d'eau Mesdames.

Le 8 mars, les résultats ont été de 25 colonies pour 84 gouttes :
$$0 + 0 + 1 + 3 + 3 + 0 + 0 + 4 + 4 + 5 + 3 + 0 + 1 + 1 = 25.$$
parmi les tubes 5, sont restés stériles.

La moyenne est de 4 colonies par gramme.

D'autre part, le même jour, 7 boîtes Pétri inoculées aussi à 6 gouttes ont donné 19 colonies pour 42 gouttes ou $5^{col},8$ par gramme.

Ces derniers chiffres prouvent qu'à certains moments dépendant de l'affluence plus ou moins grande des poussières dans la fontaine, cette eau de Mesdames arrive à un degré de pureté presque absolu.

Le Griffon étant à l'origine complètement couvert, il n'y a pas à douter que cette eau pourrait être en permanence amicrobienne si à la fontaine, la surface de la cuvette était protégée contre les poussières après un nettoyage à fond des premières parties du tube d'èmergence. La distribution faite par quelques tubes abducteurs en verre permettrait de fournir aux malades une eau d'une pureté absolue.

L'expérience suivante confirme cette manière de voir. Nous avons déjà dit, à propos d'expériences faites à la source de l'Hopital, que le 1er février 1894, nous avions ainsi ensemencé à Mesdames 3 boîtes Pétri et 2 tubes. Les 3 boîtes n'ont fourni aucun germe. Des 2 tubes, le premier n'a rien donné ; le deuxième n'a donné que 3 colonies blanches, crémeuses non vésiculaires. En résumé sur 5 grammes d'eau, nous avons constaté 3 germes après six jours, c'est presque l'aseptie parfaite. Dans ces conditions, il est permis de dire également, comme pour l'Hôpital, que dans les périodes d'hiver, quand la poussière ne remplit pas les galeries de cette source, quand les malades ne plongent pas les gamelles où ils boivent, dans la vasque : alors l'eau de Mesdames est complètement aseptique.

Le 2 février, par une température extérieure assez douce, j'ai ensemencé, pour contrôle de l'expérience précédente, 1 gramme d'eau Mesdames toute fraîche, sur 3 boîtes de Pétri, avec gélatine aseptique.

Le 20 février, j'ai constaté, soit après six jours de température et d'obscurité, à 19°-20°.

$$1^{re} \text{ boîte : germes } 0$$
$$2^e \quad - \quad - \quad 0$$
$$3^e \quad - \quad - \quad 2$$

Les boîtes du même jour des Célestins contenaient des germes en quantité (voy. l'expérience).

Voilà donc 8 grammes d'eau Mesdames placés dans 8 terrains différents et qui donnent après sept à huit jours (et même dix), 5 germes. C'est moins d'un par gramme.

Des réparations faites à la conduite vers le 12 février ont arrêté nos analyses, très suffisantes toutefois.

MICROBES DE L'EAU MESDAMES

Nous passons à l'analyse particulière des microbes de l'eau Mesdames.

Les photographies ont été prises sur diverses récoltes de microbes faites plus particulièrement en été, et au moment de l'affluence des buveurs. Ces éléments sont alors fort nombreux et nous ne saurions tous les représenter. Nous n'avons conservé que les bactéries les plus fréquentes, et aussi celles d'un aspect particulier.

Nos dernières analyses numératives prouvent bien qu'une

bactériologie véritablement appartenant à la source, ne saurait être constituée.

PLANCHE XXI.
PHOTOGRAMME 1.

—

Colonie mammelonée blanc crème, fluidifiante.

Coccus : 0μ,4 à 0μ,3.
Diploc. : 1μ.

—

Coccus candicans.

Ce photogramme représente de très fins *cocci*. La colonie qui les a fournis est un petit point blanc crème fluidifiante, de marche assez lente, de 2 millimètres de diamètre, alors que d'autres colonies, pendant le même temps, arrivaient à 20 millimètres.

Ni fluorescence, ni reflet d'Orient perle ; *cocci* très fins, pas tous de même diamètre, se colorant bien, formant de suite des diplocoques, des chaînettes mal jointes, et çà et là quelques transformations bacillaires.

Ces *cocci* mesurent à peine 0μ,4 à 0μ,5. Le diplocoque mesure 1μ,2 avec l'accroissement qu'amène la jonction de deux éléments. Les bacilles assez rares, mais bien calibrés, mesurent 2μ,6 à 3μ, sur 0μ,8. Les chaînettes ne sont pas très longues et restent irrégulières, disjointes. Certaines réunions de 3 à 4 *cocci* forment de longs bacilles, droits et de plus fort diamètre que le *coccus*. En sorte que, pour certains auteurs, cette colonie serait d'ordre bacillaire ; toutefois, il est certain que la très grande majorité du champ de la préparation est occupée par des *cocci*.

Le *coccus* est sans aucun doute le *micrococcus cadicans* de tous les auteurs. Saprophyte et aérobien.

PLANCHE XXI.
PHOTOGRAMME 2.

—

Colonie vésiculaire à point central.
Coccus 0μ,2.
Chaînettes saprophytes.

Coccus, staphylococcus cruciformis a vesicula. Tetrade.

Voici encore une vésicule, ou même une cupule à point central blanc, épais, à liquide louche, pointillé, sans cercles concentriques, alternatifs, clairs, obscurs. La grande probabilité de la contenance serait un bacille — Non, c'est un *coccus* — très bien formé et constituant de longues chaînettes saprophytes en corail, c'est-à-dire à divisions latérales branchées les unes sur les autres. A l'immersion, le coccus est transparent au

centre, bien sphérique, régulier. Il a l'aspect d'un staphylocoque. Les éléments isolés ne dépassent point 0$^\mu$,2 à 0$^\mu$,3,
souvent moins. L'immersion ne permet de constater ni bacilles, ni chaînettes homogènes, partout les scissures se conservent. Les mesures prises sur des chaînettes portent, avec
l'immersion, la moyenne à 0$^\mu$,1 pour chaque élément.

Mais, chose bizarre, ce coccus, dans le champ de la préparation, affecte en un grand nombre de points la réunion par quatre
éléments : alors les quatre cocci se touchent en croix, deux
sont placés dans le sens vertical, deux horizontalement au
milieu des deux premiers avec un vide au centre égal au diamètre d'un des cocci. Il en résulte une croix régulière, assez
nette, et quand les quatre cocci sont un peu gros, on dirait
une croix de Genève. La préparation en contient quatre
à cinq accouplés. Cette croix est d'autant plus visible que le
centre est vide, blanc. Ce mode de disposition forme ce qu'on
nomme aujourd'hui une *tétrade*, laquelle serait un caractère
distinctif assez précis.

Évidemment, ce coccus, né d'une vésicule à noyau, est saprophyte. Nous l'appellerons *coccus cruciformis (a vesicula)*.
Nous n'avons trouvé nulle part sa description.

PLANCHE XXI.
PHOTOGRAMME 3.

Colonie points carmin.
Gros coccus irrégulier,
3μ, 6μ,5.

Coccus ruber ovoï-
des.

Un point carmin, foncé, ammoniacal,
s'était développé sur une boîte ensemencée
à l'eau de Mesdames; nous l'avons examiné. Disons de suite que cette couleur
rouge contient de nombreuses variétés de
teintes et d'éléments depuis le rose ten-
dre, le rose blanc jusqu'au rouge vif (fleurs du cactus). Nous
en avons déjà décrit trois ou quatre variétés et celle-ci est
une quatrième.

La colonie fort petite, 2 millimètres, a mis deux mois à
prendre cette dimension; elle était sèche, lenticulaire. Le coccus
qu'elle contient est absolument irrégulier de diamètre et de
forme. Nous relevons des cocci qui mesurent depuis 3μ,3 jusqu'à 0$_\mu$,5, voisins les uns des autres. Ils ne sont point du tout
circulaires ou sphériques, et n'ont en rien l'aspect du staphy-

locoque. L'immersion n'y découvre ni cils, ni organisation spé
ciale ; ils sont opaques, et ressemblent plutôt à de larges cellules ovoïdes et sans noyau qu'à des cocci. Ils mesurent, dessinés à l'immersion, de 6 à 7 millimètres, sans aucune régularité du cercle. Le photogramme leur a bien donné leurs
différentes variétés d'aspect et de forme, les uns ronds, les
gros le plus souvent ovoïdes.

Nulle part nous n'avons rencontré la description de ce
coccus dont l'origine est une colonie sèche, rouge carmin foncé.

Nous le baptisons *Coccus ruber ovoïdes.*

PLANCHE V (Allier).
PHOTOGRAMME 2.

—

Colonie vésiculaire. li-
quide, transparente,
marchant vite.
Larg. 1μ ; long. 5 à 6μ.
Baguettes.

—

Bacillus tenuis.

L'élément que nous allons étudier possède une forme qui nous est connue et sur
laquelle nous insisterons peu. La colonie
est une large vésicule, à liquide incolore,
marchant très vite, sans cercles concentriques clairs et obscurs,

Elle contient ces baguettes du genre
Bacillus tenuis (a vesicula) qui ont un cachet tout spécial par leur régularité de calibre, leur longueur, leur tendance à s'unir en longues séries. Celles-ci sont
petites, si nous les comparons aux éléments ordinaires de ces
vésicules ; elles mesurent de 5 à 6μ sur 1μ de diamètre. Au
grossissement de 2000, l'aspect intérieur de ces baguettes ne
change pas ; elles sont de constitution bien uniforme.

Pour le photogramme qui représente les éléments de cette
colonie, nous renvoyons le lecteur à la série Allier, planche V,
photogramme 12 : cette figuration est exactement celle du bacille de cette vésicule.

PLANCHE XXI.
PHOTOGRAMME 4.

—

Colonie sèche.
Coccus diplococcus 0μ,5
de 1μ, à 0,3.

—

Bacillus plicatus
(Zimmermann).

Le photogramme 4, planche XXI, provient d'une colonie sèche, jaunâtre, fluorescente, ayant un premier centre surélevé,
entouré d'une zone jaune blanc, se termi-
nant par un cercle un peu en bourrelet,
laissant sourdre de l'humidité ou une li-
queur incolore. Colonie peu fluidifiante
et lente.

Elle contient un coccus assez fin, ne formant pas de longues chaînettes à l'aspect saprophyte. Les cocci se joignent en
diplocoques, et les formations bacillaires bien qu'indiquées,
ne sont pas nettes, ni précises, ni nombreuses. L'immersion
seule démontre sur ces petits cocci, la présence d'une incisure
médiane ; presque tous les éléments si forts, si courts, sont
cependant des diplocoques. Pas un seul bacille n'est uniformément calibré, ni régulier. Ce ne sont pas non plus des staphylocoques. Les chaînettes sont formées par la jonction de trois à
quatre cocci, mais sans fusion homogène. Ces fins cocci mesurent à peine $0_\mu,5$; quelques-uns peuvent gagner $1^\mu,1$ et les
chaînettes mesurent 3^μ.

Quand on examine le champ de la préparation, il est aisé
de reconnaître que la grande majorité des éléments (même à
250. D) sont des diplocoques ; pour quelques auteurs, peut-être
seraient-ils des bacilles, mais alors à forme étranglée, permanente.

D'après les descriptions données par Zimmermann, cette
variété devrait être nommée *Bacillus plicatus.*

PLANCHE XXI.
PHOTOGRAMME 5.
—
Colonie type de Mes-
dames, culture.
Plaque légère gris blanc
entourée de granula-
tions, devenant li-
quide.
Bacille de 1 à 2μ sur
$0_\mu,2$, sans longues baguettes. —

Bacillus mucosus.

La préparation qui a fourni ces microbes
est la colonie type dont les photogrammes
de culture ont donné l'aspect (v. phot.
cult. Mesdames). Colonie formant une petite plaque grisâtre, puis plus blanche en
vieillissant, entourée d'un fin piqueté de
granulations blanches isolées, espèce d'atmosphère de la plaque centrale. Celle-ci
se creuse, prend un liquide au-dessous
d'elle et le tout se réunit en une vésicule qui, se mêlant à sa
voisine, s'étale et forme bien vite de grands vides dans le milieu nutritif.

Le début même de la colonie est une réunion de petites granulations sur une largeur de 3 millimètres, au centre des-
quelles se fait une petite plaque blanc gris résultant de la con-
fluence des granulations.

L'élément est un court bacille très régulier, mais assez étroit

et incurvé ; il ne forme pas de longues baguettes, mais quelques éléments se soudent à trois ou quatre éléments. Ceux-ci
varient beaucoup de longueur ; ils peuvent passer de 1ᵘ à 2 et
3ᵘ. Ces petits bacilles ont à peine 0ᵘ,2 de diamètre transversal.
Dans les soudures, les éléments s'incurvent en virgule sans
augmenter beaucoup d'épaisseur.

L'immersion (à 2000) démontre la suture de deux à trois
éléments dans les plus longs bacilles ; ils sont crochus et affinés
aux extrémités. Ce bacille, qui s'éloigne du court bacille de
l'eau par la nature fluidifiante de la colonie, a bien avec lui
quelque ressemblance éloignée · mais il s'adapte parfaitement
aux photogrammes et à la description que Zimmermann donne
du *Bacillus mucosus* ; ne pas confondre avec mucoïdes. Il n'est
décrit ni par Roux, ni par Macé, ni par Lustig.

PLANCHE XXI.
PHOTOGRAMME 6.

—

Colonie vésiculaire mais
à centre nudéaire,
qui était une autre
colonie.
Bacil : 3ᵘ, sur 0ᵘ,7.

—

Bacillus aquatilis sul-
catus, vel similtipho.

Cette photographie représente une préparation provenant d'une colonie double,
car une vésicule du genre très fréquent
Bacillus tenuis a vesicula avait absorbé
une autre colonie sèche qui lui constituait
alors un véritable noyau. C'est ce noyau
qui a donné la majorité des microbes
de la préparation. Elle ne contient en
effet que de très rares baguettes, quatre à cinq fois, longues
comme le bacille principal.

Cette colonie sur gélatine forme un cratère sans liquide :
c'est une substance molle d'un gris blanc, irrégulière dans sa
forme, un peu surélevée au centre qui prend l'aspect d'un
mamelon sur la colonie gris sale, crème.

Le bacille de cette dernière colonie est bien formé, très régulier, à extrémités arrondies. Ces bacilles se soudent en chaînettes par le point de tangence de deux extrémités, mais ils
ne s'allongent pas en longues baguettes le plus souvent.

Leur longueur est de 3ᵘ à 3ᵘ,5 ; leur diamètre de 0ᵘ,7
à 1ᵘ.

Au grossissement de 2000, ces bacilles dessinés ressemblent
à des grains de riz arrondis aux extrémités.

Ces éléments se disposent en zooglées, c'est-à-dire en masses compactes, sans s'agrandir.

Les dimensions de ce bacille très bien formé le rapprochent de certaines espèces pathogènes et typhiques; et bien qu'il y ait eu mélange de deux colonies, il nous est assez facile de savoir à laquelle il appartient : la partie médiane blanche, crémeuse, solide ayant surtout fourni les préparations. Après avoir tout pesé, nous estimons que ce bacille doit se ranger dans la variété du *Bacillus aquatilis sulcatus* de Lustig (n° 4) ou similtyphoïde, dont il possède exactement les dimensions : 3µ sur 0µ,7.

PLANCHE XXII.
PHOTOGRAMMES 7, 8, 9.
———
Bacille de 2 ou 8 ou 12µ de long sur 2µ de large.
Longues baguettes filamenteuses.
Bacilles soudés par un véritable nœud de roseau.
———
Bacilus Arundo.

Le plus curieux des microbes que nous ayons rencontré dans une de nos analyses de l'eau de Mesdames est le suivant.

Ayant fait une culture sur pomme de terre aseptique, le petit cube sur une des faces où 4 à 5 gouttes d'eau avaient été déposées a fourni après quelques jours des cultures assez singulières. On eut dit des végétations préputiales, épithéliales, incolores et transparentes, dentelées : elles mesurent 2 à 3 millimètres sur une base commune de substance gélatineuse, incolore, translucide.

L'élément contenu dans cette matière était un long article bacillaire de 8 à 12µ de long sur 2µ,5 de large. Ce bacille forme de longues baguettes qui n'ont plus son aspect primitif; ces baguettes peuvent constituer un vrai tissu par leur intrication. Les petits bacilles montrent souvent une section polygonale, régulière, à quatre faces perpendiculaires l'une à l'autre (photogrammes 7, 8).

Au grossissement de 2000, la réunion de plusieurs bacilles entre eux, et en une seule ligne, forme l'image d'un roseau ou bambou avec ses articulations aux nœuds. Ceux-ci (photogramme 9) simulent les sections du cylindre axe des nerfs. Une encoche laisse voir en ce point une diminution circulaire du calibre des bacilles; les deux surfaces s'accolent. Le nœud est quelquefois revêtu d'une membrane amorphe venant de chaque article; cette membrane consolide la suture, qui se fait très bien cependant sans ce secours. Certains bacilles sont plus larges à la base, près d'un étranglement, et se renflent en demi-sphère aplatie et à rebord, pour s'articuler avec une cavité correspondante du bacille supérieur. M. Macé, professeur à la Faculté de Nancy, a donné dans son livre [1] pour le bacille de l'Anthrax, une figure dont l'analogie avec nos photogrammes est bien inquiétante; et, cependant, examiné par les bactériologistes les plus distingués, le diagnostic de *Bacille charbonneux* n'a pas été porté, ni confirmé.

Cette culture avait reçu en même temps un autre élément de l'eau, un des cocci que nous avons vus plus haut. Ce minime coccus est un témoin de l'origine aquatique minérale (Mesdames) de notre gros bacille, si particulièrement anormal.

Nous ne l'avons rencontré qu'une seule fois. Nous le désignerons sous le nom de *Bacille roseau* à cause de ses articles. (*Bacillus arundo.*)

En résumé, la source Mesdames contient les microbes suivants :
1. — *Coccus candicans* (non fluid.).
2. — *Coccus cruciformis, tetrades* (fluid.).
3. — *Coccus ruber ovoïdes* (non fluid.).
4. — *Bacillus aquatilis sulcatus, simil typhus* (fluid.).
5. — *Bacillus tenuis (a vesicula)* (fluid.).
6. — *Bacillus plicatus* (non fluid.).
7. — *Bacillus mucosus* (fluid.).
8. — *Bacillus arundo* (non fluid.).

8 colonies : 4 non fluidifiantes, 4 fluidifiantes.

Trois sont nettement des cocci, et les autres, des bacilles.

Il est évident que ces microbes de la source Mesdames ne ressemblent pas du tout aux autres éléments des différentes sources Grande-Grille, ni Hôpital surtout.

On sent bien que si la source Mesdames a sa buvette voisine de la Grande-Grille, l'eau n'est pas semblable et diffère par la flore microbienne qui l'habite. Un seul bacille, le *Bacillus*

(1) Macé, *Traité de bactériologie.*

tenuis rappelle les colonies vesiculaires si abondantes de l'Allier, de l'Hôpital : le *Bacillus umbilicatus* s'est trouvé aussi dans la Fontfiolant. Quant aux autres, ils sont tous nouveaux dans notre inventaire général et tous proviennent des poussières extérieures tombant dans la petite vasque.

L'aseptie originelle de la source étant prouvée pour Mesdames, nous n'avons à nous occuper que des conduits et de la buvette.

Ces conduits, replacés en avril 1894, sont en fonte et goudronnés à l'intérieur comme les conduits ordinaires de l'eau. Il est évident qu'un assez long temps doit s'écouler avant que l'eau de source, enlevant le premier goût du goudron et les poussières, ne reprenne ses qualités premières.

C'est une contamination certaine de plusieurs jours, en faisant couler l'eau nuit et jour; c'est une infusion goudronnée, au sujet de laquelle les plaintes n'ont pas manqué cette année.

A l'arrivée à la buvette, l'eau conserve une légère ascension calculée de façon à lui faire franchir lentement le niveau supérieur de la vasque; elle retombe dans un réservoir circulaire beaucoup plus large, où se trouve cette gamelle malpropre qui sert à plonger les verres dans le bouillon de l'eau minérale pour les remplir.

Nous ignorons si cette année, la gamelle sera supprimée; mais il est certain que cette manœuvre devrait être supprimée et l'eau distribuée comme à l'Hôpital par de petits tubes branchés sur le conduit principal.

La vasque est à recouvrir d'une petite cloche de verre, protégeant l'eau contre les poussières extérieures et les bactéries singulièrement suspectes que nous avons trouvées dans cette source, où elles étaient absolument accidentelles.

CHAPITRE VIII

L'eau des Célestins est fournie aujourd'hui par deux filons séparés. Le plus ancien (Célestins, ancien nᵒ 1) est situé dans une petite grotte où il donne peu d'eau minérale. C'est le motif qui fit surnommer cette source : la *Pleureuse* et aussi celui qui fit chercher un autre filon dans les fissures de ce tuf vertical au sommet duquel s'élevait le couvent. Les travaux bien menés donnèrent la source des Célestins nᵒ 2. Nous avons vu encore en 1893 plus à l'ouest, une grande grotte, garnie de peintures représentant Vichy au xvᵉ siècle et les villages voisins : au centre se trouvait une pompe rotative à mains, et une table de marbre. Tout était sec, et ce qui manquait surtout dans cette salle poussiéreuse de la Grande-Grotte, c'était l'eau minérale.

La *Pleureuse* fournit l'eau sodique aux rares malades de l'hiver; mais un conduit amène cette eau dans le grand hall voisin de l'embouteillage, à un robinet spécial. Aux Célestins nᵒ 2, la pompe est actionnée par un moteur à gaz qui refoule aussi l'eau à l'embouteillage et la distribue l'été aux buveurs qui se refugient sous une galerie vitrée, pour attendre leur tour.

Nous devons dire qu'en 1893, des travaux importants de captage ont été pratiqués sur ces deux sources.

La Compagnie fermière a également établi l'an passé, à l'ouest des Célestins nᵒ 1, le grand hall où se pratique l'embouteillage.

Les deux sources sont amenées sans réservoir intermédiaire, par des tubes, à deux robinets différents, dans une salle, où le lavage des bouteilles se pratique avec soin.

Une étuve peut porter l'eau de lavage à la température de 130° sous pression, — elle est alors absolument aseptique — cette vapeur est refroidie par un serpentin pour se reformer en eau stérile, filtrée, qui sert à laver, toujours sous une pression assez forte la bouteille à remplir. Celle-ci est adaptée quelques secondes sur un robinet qui lance l'eau stérilisée dans sa cavité et la rince à fond. Aussitôt nettoyée, la bouteille est remplie aux robinets d'eau minérale. C'est bien l'étuve Rouart et Geneste qui est ici appliquée ; c'est celle qu'a décrite G. Roux de Lyon dans son *Précis d'analyse bactériologique des eaux* (p. 65).

Tel est le nouveau mode d'embouteillage réalisé en 1893, et il a fonctionné pendant le dernier semestre, jusqu'au début de 1894, presque jour et nuit, à la lumière électrique, à partir de 5 heures du soir.

Nous aurons à contrôler le résultat de toutes ces modifications par l'état microbien des eaux et des bouteilles. Mais avant d'arriver à la numération des germes, il est utile de connaître les conditions géologiques qui régissent l'eau des Célestins.

Ces sources sont situées au bas d'un rocher d'une vingtaine de mètres, sur lequel a été construit l'ancien couvent d'où elles tirent leur nom. Elles sont un peu en dessous du niveau de l'Allier, et sur les vieilles estampes qui représentent cette région de Vichy, la source Célestins n° 1, la plus ancienne, est figurée (1827) comme une excavation à ras du sol gardée par une petite maison, à deux fenêtres : c'est un petit puits à margelle descendant dans la profondeur du rocher. Ce rocher n'est autre que le dépôt séculaire de l'aragonite formé par le contenu minéral de l'eau qui s'est déposé. Il est arrivé même que ces dépôts, primitivement disposés en sens horizontal, ont basculé complètement et sont aujourd'hui verticaux. Suivant d'autres géologues, le dépôt des eaux constaté aurait été primitivement vertical (Dollfus). Une couche épaisse d'humus recouvre ce tuf et se trouve imprégnée aujourd'hui de résidus des matières organiques de toute sorte. C'est là que M. l'ingénieur Auscher a constaté, dans les couches profondes, des composés chimiques provenant de transformation de l'urine.

D'un autre côté, l'Allier ne peut avoir de crue un peu importante sans que de suite les sources des Célestins ne soient exposées, *a tergo*, à ce mélange d'eaux impures. Auscher, a reconnu, à la suite d'une crue légère (23 février 1893), que l'eau d'Allier arrêtait l'écoulement facile des eaux supérieures venant du rocher et allant dans le lit de la rivière. Cet arrêt rendait ainsi fatale le mélange des eaux chargées de substances organiques avec les sources inférieures.

Auscher ajoute (p. 40) : « Aujourd'hui, il semble difficile de remédier à cet état de choses sans faire des travaux très considérables d'assainissement du sous-sol de toute la région qui surplombe les sources des Célestins. »

Ainsi, voilà deux sources nouvellement contaminées par les infiltrations du sol venant d'en haut.

Autrefois les souillures venaient du bas, et ce fait remonte à la formation même de la grotte qui constituait tout d'abord la source des Célestins. En effet, quelques réparations urgentes aux *Célestins anciens* ayant été effectuées, les ingénieurs trouvèrent autour du filon et dans l'épaisseur du tuf, des trous régulièrement creusés, vus par Jean Banc en 1605, et indiquant l'emplacement d'une grille avec des escaliers et une rampe. Le couvent des Célestins a été fondé en 1410, brûlé en 1567 par les protestants après la bataille de Gannat. Nulle part, dans les actes concernant le couvent, il n'est question de la source à cette époque. Nicolay (1567) ne parle pas de la source des Célestins.

Jean Banc, en 1605, en donne le premier une description, montrant qu'il avait compris l'importance de cette eau froide. Les cures commencent en 1605. J. Banc dit : « Je n'ai jamais rien pu apprendre de leur antiquité, combien qu'elles marquent indubitablement avoir été employées autrefois. » Il les conseillait dès 1587. Lasone, mémoire à l'Académie des sciences (1753), dit : « Que l'*eau récente* des Célestins peut être appelée *acidulée* et fait un peu plus d'effervescence avec les acides. » (Mallat, p. 184, t. II). Fouet les avait décrites avec soin en 1686. Les Célestins, connus des Romains, avaient donc été

découverts à nouveau vers Henri IV. Il est probable que les
trous de la grille qui les protégeait, remontent à l'occupa-
tion romaine. — C'est donc, depuis cette époque, que les filons
inférieurs des Célestins reçoivent les souillures de l'Allier, et
de notre temps encore, vers 1856, l'état de propreté, l'avenir
de cette source étaient si précaires que le propriétaire du sol,
le Dr Noyer, la cédait pour 600 francs aux fermiers de l'État.
— La source était toujours alors cette petite excavation à fleur
d'eau, de 1827, aussi remplie de boue que d'eau minérale.

Si nous insistons sur ces faits, c'est pour démontrer l'origine
ancienne des souillures de l'eau minérale des Célestins par le
fleuve, souillures auxquelles s'ajoutent aujourd'hui celles
provenant des eaux pluviales supérieures chargées de résidus
azotés humains.

Si l'infection est ancienne, elle est profonde; si le mal est
vieux, le remède doit être énergique. Voici, du reste, les
différents états microbiens de l'eau minérale que nous avons
recueillis dans ces sources des Célestins par de nombreuses
analyses :

EXPÉRIENCE 1. — Le 22 février 1892, nous faisons l'ensemencement de 2 boîtes de Pétri avec gélatine — 2 gouttes d'eau des
Célestins vieux n° 1 furent incorporées. Les 2 photogrammes I et II

CÉLESTINS   Célestins rendent bien la quantité innumé-
PLANCHE XXIII   rable des germes, cinquante heures après
PHOTOGRAMMES I-II   l'expérience. — Examinées à la loupe, ces
deux épreuves laissent reconnaître des milliers de points blancs
constitués par les colonies.

Il est nécessaire de saisir par la photographie l'état de l'expérience au troisième jour; car, au quatrième, tout est confondu en
une masse fluente résultat de la confusion des germes vésiculeux.
— Le tube de gélatine, photogramme 3, inoculé à 1 goutte diluée
PHOTOGRAMME III   au 1/6 d'eau de la même source (Célestins
anciens) fournit une image aussi démonstrative. — L'incorporation a quarante-huit heures de durée — le tube avait été tenu à
une faible température pour retarder l'évolution des germes.

En 1893 (nov.), c'est-à-dire après des travaux de captage

effectués sur les Célestins et qui ont été conduits très bas, nous avons repris les numérations.

EXPÉRIENCE II. — Le 27 novembre, cinq tubes de gélatine reçoivent chacun 1 gramme d'eau des *Célestins anciens* n° 1, grotte Pleureuse.

3 boîtes Pétri reçoivent la même quantité : 1 gramme de cette eau incorporée à la gélatine.

Les 5 tubes ont donné	84 germes
—	88 —
—	86 —
—	80 —
—	94 —
—	432 germes : 5 = 86 germes.

La moyenne par gramme dans les tubes a été de 86 germes par gramme.

PLANCHE XXIII
PHOTOGRAMME IV   La plupart des colonies de ces tubes sont vésiculeuses et se réunissent rapidement entre elles pour constituer des masses fluides où toute numération est impossible. Nous avons pu saisir un tube de cette expérience au moment où les vésicules se réunissent ; il est encore possible, sur ce photogramme 4, de se rendre compte du nombre approximatif des colonies vésiculeuses, soit 80 par gramme (eau de source). La forme de ces colonies toutes vésiculeuses a été parfaitement rendue.

Les boîtes Pétri, de la même eau des Célestins n° 1, ont donné, comme toujours, un chiffre un peu plus élevé que les tubes : soit $106 + 130 + 98° = 334$. — La moyenne est de 111.

Là encore toutes les colonies étaient presque vésiculeuses. Elles sont dès le début en très grande majorité.

En décembre 1893, nous avons fait de nouvelles expériences numératives : une de ces numérations, faite le 2 décembre 1893, comptait à peu près 110 germes sur la photographie qui n'a pu être reproduite. Pour expliquer ce chiffre minime des microbes de l'eau de source, il est utile d'ajouter que déjà la température extérieure avait beaucoup baissé et se trouvait aux environs de 0 à — 4°.

Enfin, nous avons pu, dans une expérience, comparer le nombre des germes de la source ancienne Célestins n° 1 et celui de la fontaine nouvelle Célestins n° 2 (source de la galerie vitrée) au moment où, sortant du robinet dans le hall, l'eau va être mise en bouteilles lavées à l'eau stérilisée.

EXPÉRIENCE III. — Le 2 janvier 1894, après une semaine de température fort basse, où le thermomètre était descendu à — 10°, nous avons incorporé 1 gramme d'eau Célestins (ancienne source n° 1 : Pleureuse) dans une boîte de Pétri à gélatine et la même quantité dans une boîte Pétri, d'eau de la source Célestins nouveaux n° 2, galerie vitrée, prise au robinet du hall.

La première source, la Pleureuse ancienne Célestins n° 1, contenait à peu près 52 à 55 germes dans cette expérience. La deuxième source de la galerie vitrée, celle à laquelle boivent presque tous les malades en contenait 150, en moyenne.

Les photogrammes 6 et 7 ont très bien saisi et reproduit en partie ces germes dans leurs plus petits détails : le n° 6 pour les Célestins anciens n° 1 et le n° 7 pour la source galerie vitrée.

Dans ce dernier photogramme, l'état vésiculaire des colonies est parfaitement appréciable.

Il est intéressant de comparer l'état microbien de l'eau des Célestins en 1892 dans les photogrammes 1 et 2 planche 23, avec celui de 1894, après les travaux d'étanchéité, tel qu'il résulte des photogrammes 6 et 7. L'amélioration est rendue évidente.

Après l'analyse microbienne, quantitative de l'eau des sources, nous avons repris celle des germes dans les bouteilles. Ces expériences ont été conduites avec la dernière rigueur, à l'autoclave, séparément pour les tubes et les matières nutritives. Nous faisions successivement, — dans cette expérience, des numérations de l'Hôpital-source et des bouteilles Célestins. — L'Hôpital, pour la première fois, nous a donné des tubes et des boîtes sans aucune colonie, *après huit jours*. L'eau d'ensemencement prise au Griffon *était aseptique*.

Voici les résultats pour les Célestins-Bouteilles.

EXPÉRIENCE IV. — Une bouteille provenant du dépôt, nous a fourni l'ensemencement de tubes gélatine et de boîtes Pétri. Avec un gramme d'eau de bouteille pour chaque tube ou boîte, après quarante-huit heures d'ensemencement, la numération n'est plus possible dans les tubes, tant les petits germes y sont serrés et nombreux — gros comme une tête d'épingle, blancs et se touchant entièrement. Quant aux boîtes, les différentes numérations faites par carrés et centimètres, nous ont donné une moyenne par gramme de 7,850 germes dans chaque boîte.

Ayant eu des doutes sur l'origine de la bouteille des Célestins employée qui pouvait-être encore d'une réserve antérieure aux modifications de l'embouteillage, et même des travaux de captage; voulant cependant apprécier l'action du nouveau mode d'embouteillage et des récents travaux d'étanchéité, nous avons fait une autre numération de l'eau en bouteille, le 1er février 1894.

Cette bouteille d'eau des Célestins, mise en expérience, était fraîchement remplie d'après le nouveau système. Elle nous a fourni le 1er février pour 2 boîtes Pétri, à la première, 265 germes par gramme d'eau (Célestins nouv. n° 2, galerie nouvelle), et à la deuxième, à peu près 250 germes. La moyenne est donc de 257 germes par gramme, pour cette eau mise en bouteille avec le lavage du récipient à l'eau stérilisée.

Le lendemain 2 février, nous avons ensemencé 2 autres boîtes Pétri de gélatine avec la même bouteille, qui avait par conséquent vingt-quatre heures de séjour en plus dans une chambre à + 18°.

Le 5 février, c'est-à-dire vingt-quatre heures après la première numération, les 2 boîtes ensemencées contiennent une quantité assez forte de colonies.

Et ce ne sont pas seulement des colonies vésiculaires rodantes, sinueuses; il existe à côté de ces dernières une quantité aussi grande de petits points blancs secs, non vésiculaires. Toute numération complète est impossible, mais on peut hardiment affirmer plus de 1.000 germes par gramme, en comptant, comme nous l'avons fait, 15 germes par centimètre carré, dans une boîte de 10 centimètres de diamètre, ce qui est encore un chiffre fort bas pour une bouteille de cette source.

Les chiffres que nous avons enregistrés dans ces dernières analyses sont de beaucoup inférieures à tous ceux rencontrés précédemment. Est-ce l'influence de la température, fort basse à certains moments de nos recherches? Pour l'eau des Célestins anciens nº 1, nous avons constaté, en effet, la température descendant à 6° au-dessus de zéro, au robinet de la pompe rotative, alors que ces sources sont portées dans les analyses officielles comme ayant 14 à 15° de température habituelle et même 19° dans les recherches de Lecoq (1839). Est-ce le résultat des travaux de captage et d'étanchéité? Ils ont été descendus fort bas en 1893, jusqu'à la marne tertiaire où se rencontre un mur d'aragonite parfaitement vertical (Dollfus).

C'est peut-être l'influence réunie de ces deux facteurs : mais quelle que soit l'étiologie réelle de l'abaissement du nombre des germes, nous pouvons assurer que cette diminution correspond à des expériences faites avec la plus stricte rigueur. L'enregistrement par la photographie, de la quantité de germes dans les boîtes et tubes, est un contrôle indiscutable. Nos chiffres sont vrais.

M. Roman et Colin ont donné pour les anciens Célestins nº 1, le chiffre 454 par gramme. Notre moyenne, dans plus de huit expériences, reste à 100 germes par gramme, en hiver 1893-1894. Par une température de — 10°, nous avons même trouvé aux Célestins nº 1, 55 germes par gramme. (Voy. planche XXIV, photogramme 7.)

Pour les Célestins nouveaux (galerie vitrée), MM. Roman et Colin trouvent 923 au robinet de l'embouteillage. Nous avons constaté 150 germes par grammes, l'eau prise immédiatement au nouveau robinet d'embouteillage du hall : toutes opérations faites avec la plus grande rigueur antiseptique.

Enfin, notre dernier chiffre de l'eau en bouteille, 250 par gramme, dans un récipient lavé par la nouvelle méthode, maintenu dans un endroit frais, est un des plus faibles constaté jusqu'ici après l'embouteillage. Il est vrai que ce coefficient n'a pas duré vingt-quatre heures dans une pièce à température de 18°, où l'inévitable multiplication s'est rapidement produite, mais encore celle-ci laisse-t-elle loin derrière elle, par sa faible élévation, les chiffres des microbes des premières numérations.

Quoi qu'il en soit, ces résultats sont encore une démonstration évidente de l'action du froid sur la diminution des germes, soit à la source, soit dans les bouteilles. Car obtenir en hiver un coefficient de 100, tandis que pendant l'été ce même coefficient s'élève à 450 ou 900, constitue, pensons-nous, une indication formelle pour l'époque de la mise en bouteilles.

C'est à l'époque des *grands froids*, qu'il conviendrait donc d'activer, à la lumière électrique, les travaux d'embouteillage pratiqués jusqu'ici en toute saison. La recommandation est si juste, que les embouteillages, même du mois de mars, contiennent déjà beaucoup plus de microbes. Si l'eau de source minérale, en mars 1894, ne nous a plus donné les chiffres restreints de l'hiver, mais au contraire des coefficients approchant de nos premières numérations, c'est que toutes les conditions antérieures ne présentent pas une sécurité suffisante pour obtenir l'aseptie de l'eau des Célestins en bouteille. Sûrement les captages récents et les conditions de basse température peuvent abaisser les coefficients bactériens.

Il est aisé de comprendre qu'une eau qui varie de 1° à 6° puisse perdre en effet certaines catégories de germes ; mais c'est une aseptie complète, réalisable à toute température et à tout moment de l'année qu'il faut obtenir, c'est une aseptie absolue qui ne laisse aucune place à multiplication consécutive dans la bouteille. Quels sont donc les remèdes applicables en telle circonstance à l'eau des Célestins.

Nous nous occuperons de cette question après avoir fait l'examen qualitatif des germes de ces sources.

MICROBES DE L'EAU DES CÉLESTINS

Nous avons analysé les colonies contenues dans l'eau de source des Célestins après les avoir fait germer dans la gélatine, et voici les variétés de microbes rencontrées par plusieurs analyses dans l'eau de ces sources. Nous n'avons pas à nous occuper des germes des bouteilles, car s'ils contiennent ceux de l'eau, ils renferment aussi en énorme quantité, les colonies introduites dans ce récipient au moment de l'embouteillage.

La première colonie examinée était une vésicule, dans la gélatine nutritive, d'une largeur de 5 millimètres et contenant : 1º un point central, plus épais, généralement de 3 millimètres de diamètre ; 2º un liquide louche, grisâtre formant une zone périphérique de 14 millimètres. Cette vésicule marchait vite détruisant rapidement la gélatine.

PLANCHE XXV.
PHOTOGRAMME 1.

—

Colonie vésiculaire.
Bacille court et trapu.

Largeur, 0μ,8.
Longueur, 2μ,2 à 2,μ7.

—

Bacillus pseudo typhoïde, typhusænlicher.

L'élément contenu est un bacille court, mais bien formé, trapu, provenant de cocci voisins et de la réunion des cocci en diplocoques, puis en éléments bien calibrés, réguliers, véritables bacilles. Au grossissement de l'immersion, le bacille porte çà et là une partie médiane claire, avec deux calottes hémisphériques terminales ombres. Dans cette préparation le plus souvent les bacilles sont homogènes et de coloration uniforme.

Les éléments mesurent 2μ,2 à 2μ,7 sur 0μ,8 et sont assez réguliers.

Les cocci mesurent plus d'un μ ; et la réunion des 2 cocci donne le bacille assez voisin de la longueur moyenne.

Si nous lisons le *Précis d'analyse des eaux* de Roux (Lyon) à l'article Bacille de la fièvre typhoïde, nous reconnaissons que la description du bacille, sa représentation même, concordent exactement avec notre photogramme. Il y a cependant un point différentiel important. Le bacille de Roux ne liquifie pas ; notre bacille provient d'une *vésicule* à point central. Pour tout le reste, nous retrouvons bien dans cette préparation les caractères du bacille typhoïde. Mais nous pensons que ce bacille est un de ces bacilles pseudo-typhoïdes dont Lustig décrit une dizaine de variétés toutes voisines. Nous en décrivons plus bas une autre variété rencontrée aussi dans les Célestins.

PLANCHE XXV.
PHOTOGRAMME 2.

—

Colonie vésiculaire.
Liquide de la vésicule
ayant absorbé d'au-
tres colonies.
1° Bacille.

2° Baguette de 0μ,3 à
0μ,4 larg.
4μ,5 long.

—

Pseudo typhoïde
et B. coli comm.

Le photogramme 2, planche XXV, provient d'une vésicule contenant un liquide lequel avait fusé et englobé rapidement d'autres petites colonies dans ce liquide ; et cependant l'eau avait été diluée au 1/6 pour avoir moins de colonies.

Il est évident que le photogramme reproduit plusieurs espèces différentes contenues dans la préparation. Nous reconnaissons d'abord les bacilles décrits dans le photogramme 1 et les gros cocci formateurs de ces bacilles ; puis dans une teinte un peu plus faible parce qu'elles prenaient moins bien la couleur, de longues baguettes minces, formées elles aussi par la jonction de bacilles allongés.

Ces baguettes que nous savons être un des éléments ordinaires des vésicules (V. Allier) mesurent ici 4μ,5 et d'autres 2μ,3 sur 0μ,4 à 0μ,3.

Elles sont donc extrêmement minces pour leur longueur. Notons que plusieurs d'entre elles, non les plus longues, offrent des extrémités effilées, mal colorées. Du reste presque toutes les baguettes de 4μ,5 sont décomposables en 2 parties, mal soudées et pas toujours en ligne droite.

Le type vrai serait dans le bacille mince de 2μ,3 à extrémités atrophiées et mal colorées.

Ce n'est pas la constitution connue du *Bacillus tenuis* des vésicules de l'Allier, qui sont plus fortes, plus régulières, mieux colorées. Ici dans cette vésicule, nous avons eu 2 colonies et nous trouvons 2 éléments. Les uns *courts bacilles* très analogues à ceux du photogramme 1 au-dessus. Les autres, longues baguettes, décomposables, formant des bacilles assez mal colorées et à extrémités affilées. Ces bacilles allongés sont des bacilles voisins du *bacille Coli* sur lequel nous allons revenir.

La présence du bacille *Coli com.*, voire même celle du bacille pyocyanus (de Géssard) aurait été constatée dans la source des Célestins ; mais nous ne les avons pas rencontrés. La chose n'a rien d'étonnant, et voici pourquoi : nous avons pu seulement nous occuper de ces recherches de novembre à mai ; or, dans cette période, l'administration ne laisse ouverte qu'une seule source au public, la Pleureuse, anciens Célestins n° 1.

C'est seulement par un artifice que nous avons pu, en décembre 1893, avoir une fois de l'eau des Célestins n° 2, dans le hall d'embouteillage. Il est possible qu'en été, après des pluies lavant les terrains supérieurs chargés d'urine et de matières fécales, et tombant fatalement sur les fissures inférieures de ces deux sources, il est possible qu'en ces moments, on trouve les bacilles d'Eberth, le *Coli com.* et le pyocyanique.

Nous avons pratiqué plusieurs fois des recherches pour rencontrer aux Célestins n° 1 anciens, le bacille *Coli com.* de l'eau de la source (nous ne parlons jamais des bouteilles); nous devons dire que toujours nos expériences ont présenté la marche suivante :

Culture de 83 grammes eau des Célestins avec bouillon phéniqué : 17 grammes. Au bout de trente-six heures, on constate dans le fond du ballon un précipité abondant, formé par l'acide phénique et les sels de l'eau minérale. L'eau reste louche. (État A.)

Deux tubes de bouillon phéniqué sont inoculés à l'aiguille avec l'eau trouble. (État A.)

Après vingt-quatre heures, rien; après quarante-huit heures, rien.

Le bouillon reste clair.

Or, si nous examinons l'état A, si nous faisons des préparations micrographiques, nous constatons, avec la coloration à la solution de Ziehl, des cocci, des bacilles minces, des bacilles forts et de longues baguettes. Si on essaie la même eau avec le procédé Gram, les petits bacilles, les gros, les baguettes restent colorés. Donc, pas de bacille Coli.

En inoculant de la gélatine, après vingt-quatre heures on a des colonies liquéfiantes, grises et des vésicules. Même conclusion.

L'aspect de ces recherches dans l'eau d'Allier est bien différent : nous n'avons pas trouvé le bacille d'Eberth, mais presque toujours le *Bacillus coli communis* avec trouble des premier, deuxième et troisième passages de l'eau dans le bouillon phéniqué. En général, au troisième, les bacilles disparaissent et font place à des granulations informes, douées de mouvements vibrioniens, mais toujours ces bacilles, fortement colorés par la fuchsine pure, sont décolorés par le liquide iodo-ioduré et l'alcool.

PLANCHE XXV.
PHOTOGRAMME 3.
—
Colonie vésiculaire.
Bacilles, 0μ,5 à 3μ,2.
et de 0μ,6 à 1μ,8.

Bacillus devorans.

Le photogramme 3 provient encore d'une vésicule formée sur gélatine après ensemencement de l'eau des Célestins. Cette vésicule avait une marche rapide et différait des autres par sa couleur. Les premières avaient un liquide gris, non transparent, louche; ici, le liquide avait une coloration d'oxyde de fer un peu pâle; cette teinte n'était pas un accident, car elle se reproduisait sur d'autres vésicules analogues en assez grand nombre dans cette boîte de gélatine.

L'élément contenu est un court bacille trapu, bien formé, provenant sans doute aucun du *coccus* qui se trouve en quantité dans le champ de la préparation.

Les bacilles les plus longs sont un peu incurvés, quelquefois ils mesurent 3μ,2 à peu près sur 0μ,6.

Puis viennent les bacilles de 1μ,8 toujours de la même largeur; enfin les plus petits bacilles sont à peine allongés comparativement au coccus de 0μ,6. En résumé, 2 cocci forment un petit bacille et 2 de ces derniers forment les grands éléments.

Ce bacille est le *Bacillus devorans* que nous avons déjà rencontré et dont la variété constatée dans l'eau de l'Hôpital offre une ressemblance exacte avec ce dernier, quant à la forme de l'élément et à la nature de la colonie.

PLANCHE XXV.
PHOTOGRAMME 4.
—
Vésicule à liséré (1/2 millim).
Bacille court.
1μ,5 à 1μ,2.
sur 0μ,5 0μ.7.
—
Bacillus devorans, (a vesicula prætexta).

Vésicule bien formée, sphérique, et remplie d'un liquide grisâtre peu transparent et louche; ce qui différenciait cette vésicule des premières décrites (n° 1), c'était une enveloppe constituée par un liséré de réfraction un peu plus épaisse, limitant entre les deux faces une épaisseur de 1/3 de millimètre d'une matière blanchâtre, de ton différent d'avec la vésicule et le liquide granuleux inclus.

Bacille très court provenant de deux cocci réunis. Il a quelque ressemblance et par son origine vésiculaire et par sa forme, avec le bacille n° 1 de la source Célestins; mais il en diffère cependant par sa forme plus grosse, plus courte et sans partie médiane claire.

La dimension varie en longueur de $1\mu,5$ à $1\mu,2$.

La largeur est de $0\mu,6$ à $0\mu,7$. La réunion des deux cocci donne souvent un bacille incurvé sur lui-même. Il est donc beaucoup plus petit que le bacille suspect du photogramme n° 1.

C'est pour nous une variété bien voisine du *Bacillus devorans* précédent : marche rapide, vésicule louche, le liseré un peu plus épais, est un accident dans la forme de la colonie, mais c'est bien la même famille. La présence du liseré dans la vésicule nous a fait ajouter au qualificatif la nature de la vésicule : *vesicula prætexta*.

PLANCHE XXV.
PHOTOGRAMME 5.
—
Colonie vésiculaire et colonie jaune crémeuse, non fluidifiante
Bacille de : $4\mu,5$ sur $0\mu,9$.
—
En passant par 2μ, 1μ, pour arriver au coccus de $0\mu,7$ à 5μ.
—
Bacille court de l'eau (Variété jaune).

La préparation a été faite encore avec le liquide provenant d'une vésicule à point central, qui avait englobé, par la destruction de la gélatine, une colonie jaune crémeuse non fluidifiante.

La photographie reproduit bien l'aspect de la préparation. Le champ en est occupé par des bacilles de longueurs différentes un peu courbes, pliés sur le centre, et dont les extrémités sont renflées.

Ce qui paraît extraordinaire dans cette préparation, c'est de n'y rencontrer qu'une variété d'éléments, car tous ces bacilles, bien que de formation plus ou moins allongée, sont bien de la même famille. D'après nos études antérieures, le bacille courbé provient de la colonie jaune et l'élément, qui devrait appartenir à la vésicule propre, a disparu de cette préparation. Nous avons, en effet, déjà constaté cette particularité que si 2 colonies se mélangent, il est assez fréquent de voir les éléments de l'une absorber ceux de l'autre.

Les gros bacilles les plus forts mesurent $4\mu,5$ sur $0\mu,9$ de large. Il est aisé de suivre le passage graduel du bacille de 2μ, puis de 1μ jusqu'au coccus de $0\mu,7$.

PLANCHE XXV
PHOTOGRAMME 6.
—
Colonie crème jaune, de 3 millimètres. mammelonée, non fluidifiante, marchant

L'élément est un bacille bien formé que nous connaissons déjà par sa similitude presque complète avec le court bacille de l'eau dont la colonie est blanche, fluorescente, non fluidifiante.

lentement, non fluo- Ce bacille mesure près de 2ᵘ et se soude
rescente.   quelquefois à son congénère pour former une
Court bacille de l'eau. baguette de 4ᵘ, exactement le double. La largeur est de 0ᵘ,6 à 0ᵘ,5, ou 6ᵘ,7.

Planche XXVI.   Court bacille de l'eau, que nous avons
Photogramme 7. souvent déjà rencontré.
     —
Colonie blanche cré- Élément bacillaire bien formé, ayant l'ap-
meuse d'un ton mat,
non fluorescente, non parence des bacilles que nous connaissons
liquéfiante. depuis longtemps et se rapprochant beaucoup du *court bacille de l'eau*, mais un peu plus long que celui-ci.

Nous voyons sur le photogramme 9 la formation de baguettes
qu'on rencontre rarement dans les préparations du court bacille
de l'eau, mais qui, cependant s'y trouvent selon les descriptions
de cet élément. Une de ces baguettes ne mesure pas moins de 20ᵘ.

Les bacilles mesurent 3ᵘ,2 à 3ᵘ,4, les petits à peine 1ᵘ,5. La
largeur est de 0ᵘ,7 à 0ᵘ,9. Ils sont souvent inclinés sur eux-mêmes
et légèrement renflés aux deux extrémités, un peu amincis au
milieu. Sûrement ce bacille est de la famille du *Coccus* ou *Bacillus
aquatilis brevis*; mais ce n'est pas la variété de l'Allier, laquelle
reste beaucoup plus courte.

Tous ces bacilles compris dans les planches XXV,
XXVI, photogrammes 5, 6, 7, 8, 9, appartiennent tous à la
même famille des *bacilles de l'eau*, à colonie blanche crémeuse,
non fluidifiante, non fluorescente; ce bacille passe aisément
d'une longueur à une autre, mais ils ont pour caractère fixe
leur colonie *b'anche*; l'élément est un peu incurvé, à extrémités un peu renflées. L'incurvation provient de la jonction
de 2 éléments qui sont soudés sans être en ligne droite.

Planche XXVI.   Colonie formée par une cupule grise, à
Photogramme 10. fond rouge de rouille, liquide ocreux,
Colonie fluidifiante, marchant lentement, n'envahissant pas
ocreuse; cupule à
marche lente. vite les parties de gélatine voisines.
Bacille de 1ᵘ,5, à 8ᵘ.
0ᵘ,8 de larg. La cupule contient des bacilles longs et
     —
Bacillus Mesentericus bien formés mesurant depuis 8ᵘ jusqu'à
fuscus.   1ᵘ,5; sur 0ᵘ,8 de large. Les extrémités en
sont souvent effilées, c'est à peine si nous rencontrons un
ou 2 cocci de la formation initiale.

Ce bacille formé par la réunion de petits éléments, avec sa coloration rouille, puis ses extrémités effilées en quelques éléments, nous semble se rapprocher beaucoup du *Bacillus mesentericus fuscus*. Il s'éloigne et se sépare du *Bacillus tenuis* par sa forme, sa constructure et sa régularité.

Colonie et germe, absolument nouveaux dans nos recherches sur les eaux de Vichy.

La colonie du photogramme 11 qui a été conservée un mois mesurait en diamètre sur gélatine 12 à 13 millimètres : elle était formée sur ce cercle par une poudre blanche très-fine, absolument analogue à du calomel à la vapeur ; mais aucun filament ne se dressait de ce milieu comme dans les Aspergilli.

PLANCHE XXVI.
PHOTOGRAMME 11.
—
Colonie centrale blanc colomel, (13 millim.) ciliée soyeuse à la périphérie.
D — 15 mill.
—
Bacillus cadulus vel Bacillus Calomelas.

A la périphérie du cercle, émergeaient des cils très fins un peu jaunes de 2 millimètres, formant ainsi une couronne externe à la poudre blanche. Celle-ci reposait sur un feutrage épais, en dessous duquel la gélatine était dissoute.

L'élément fourni par la poudre blanche est une énorme cellule en forme de tonneau renflée au centre et portant un cercle noir à chaque extrémité. Ce cercle noir, sur la photographie, est une partie fortement colorée par la fuchsine et paraissant noire ; du reste, dans le corps du bacille, il existe çà et là plusieurs points ainsi colorés.

Ces cellules se mettent le plus souvent en groupe ; mais elles se disposent aussi en série longue d'un seul bacille de front. Ailleurs les bacilles s'accouplent latéralement, deux par deux.

La cellule mesure $6\mu,2$ de long, chiffre assez fixe et donne $2\mu,2$ de largeur à $2\mu,5$ au milieu : l'extrémité étant réduite à 1μ.

Les séries sont constituées par de longues baguettes où, de temps en temps, on retrouve un bacille conservé dans sa forme première. Nous n'avons rencontré nulle part la description de ce germe. Nous l'avons dénommé *Bacillus Calomelas* à cause de l'aspect de la poudre blanche de la colonie. Comme l'apparence blanche est commune à quelques variétés, il serait mieux de prendre la dénomination d'après la forme même de la cellule si spéciale et de l'appeler *Bacillus cadulus* (du latin *cadus* tonneau). Peut-être est-ce une forme de levure ou de mucedinées; cependant la colonie ressemble à celle d'un grand nombre de bacilles.

En résumé, l'eau des Célestins (ancien n° 1, source de la Pleureuse ou de la petite grotte), quand elle est prise avec les précautions voulues, et dans une période de sécheresse éloignant toute contamination par les eaux voisines (Allier. Eaux d'infiltration) contient :

1. — *Bacillus pseudo typhoïde* (non fluid.).
2. — *Variété de B. pseudo typhoïde* avec *B. Coli comm.* (fluid.).
3. — *Bacillus devorans* (fluid.).
4. — *Variété du B. devorans* (fluid.).
5, 6, 7, 8, 9. — *Variétés de la famille du Bacillus brevis aquæ* (non fluid.).
10. — *Bacillus mesentericus fuscus* (fluid).
11. — *Bacillus cadulus* ou *Bacillus Calomelas* (non fluid.).

La description de ces onze variétés de microbes trouvées dans l'eau des Célestins nous étonne quelque peu, autant par la nature propre des éléments que par celle des colonies. L'eau des Célestins contient beaucoup de colonies vésiculeuses (six exemples sur douze). Or, dans ces vésicules une seule fois nous rencontrons le type des baguettes de l'Allier, dont l'invasion se faisait si souvent dans la source des Célestins, il y a deux ans. Nous devons dire que nos onze types ont été choisis sur des expériences faites depuis quatre mois à peine et, depuis cette époque, il n'y a pas eu de crue du fleuve. C'est une circonstance indépendante de notre volonté. Les microbes que nous avons rencontrés dans l'eau des Célestins sont donc absolument purs de toute intrusion des eaux de l'Allier. C'est une qualité assez rare dans les analyses de ces sources.

Nous avons, mais en vain, voulu donner pour cette source la figuration du bacillus typhoïde et du coli commun qu'on a dit à l'Académie, avoir trouvés dans l'eau des Célestins. Nous ne l'avons pas découvert.

Nous affirmons donc qu'en mars 1894, la source ancienne des Célestins ne contient pas de bacilles qui, traités par la méthode classique de l'acide phénique et de la chaleur à 34°, ne se colore pas par le Gram. Cette méthode les teint tous.

La source n° 1 anciens, contient en effet souvent le *Bacillus tenuis*, qui fournit des colonies vésiculaires. Mais cette variété, assez voisine du *Bacillus Coli com.* par sa forme, se colore admirablement après le liquide iodé. — Il ne saurait donc être question pour cette source, et en permanence, d'infection par les bacilles d'Eberth ou Coli com. ni de toutes les variétés voisines, *toutes décolorées par le Gram.*

Le seul bacille de cette eau résistant à l'acide phénique et à la chaleur à 34° est la variété *Bacillus tenuis* et avec toutes ses graduations, ou variétés qui sont fort nombreuses : nous venons de dire que la confusion n'était pas possible. — Ce certificat de pureté, d'absence de microbe pathogène, n'est pas inutile en ce moment pour la source si précieuse des Célestins n° 1. Mais nous ne prétendons en rien parler de l'état des *bouteilles*, ni de l'état de la source n° 2, ni même de l'état des sources après une période de pluies.

Après cette analyse des germes de l'eau de sources aux Célestins, nous devons revenir sur les causes qui amènent ce nombre extrême de microbes, dont quelques-uns suspects. Le mal n'est pas aussi grave qu'auraient pu le faire croire des analyses faites en été ou avec de l'eau puisée après une série de pluies. En somme, l'eau des Célestins contient aux sources, bien puisée, 55 germes à la Pleureuse, 45 à la Galerie, voilà le coefficient au Griffon. — Les bouteilles, elles, fournissent aussi des chiffres beaucoup moindres qu'autrefois, mais encore inadmissibles et il nous paraît nécessaire d'examiner ici le *lavage* des récipients et la contamination des *sources*.

Le récipient. — Nous ne pensons pas que la pratique du lavage telle qu'elle est exécutée aujourd'hui soit réellement capable d'amener l'asepsie de la bouteille ; — certainement l'eau, passant à l'état de vapeur, puis se reformant en liquide donne de l'eau distillée, pure, à condition toutefois que les serpentins de l'eau nouvellement reconstituée, soient eux-mêmes amicrobiens, ce dont il faudrait s'assurer souvent en passant la spirale refroidissante à la vapeur sous pression. Mais encore, en admettant l'eau comme absolument stérilisée, pense-t-on que le lavage à l'eau froide, fait d'une façon si rapide, même sous pression, puisse rendre la bouteille amicrobienne? Nous ne le croyons pas ; parce que pour obtenir en microbiologie des récipients aseptiques, nous y mettons plus de temps et de soins — et encore ne réussit-on pas toujours. Ces microbes sont adhérents et ne cèdent qu'à la mort immédiate.

Il n'en coûterait pas beaucoup plus d'avoir, dans une large étuve, à pression de trois atmosphères, deux ou trois rangées superposées de bouteilles, de 10 sur 20, ce qui fournirait 600 bouteilles que la vapeur à 120° rendrait réellement aseptiques en dix ou quinze minutes ; un quart d'heure suffisant pour chaque opération avec des rampes de gaz de Bunsen, une heure fournirait aisément, avec une étuve, 2,400 bouteilles à l'heure, bouteilles sûrement amicrobiennes.

Voilà pour le récipient. Il doit être bouché à la ramie ou au coton ou même au bouchon de liège, dans l'étuve même, et nous assurons qu'après un premier lavage à l'eau ordinaire, une bouteille sera amicrobienne si elle reste dix minutes à la vapeur à 120°. — En chauffant doucement, le bris avec la chaleur humide et un refroidissement lent, n'est pas à redouter dans les bouteilles. Donc la question de la bouteille aseptique est facile à résoudre.

2° *L'eau des sources.*

Ici les difficultés sont plus sérieuses. L'eau des Célestins arrive très probablement de la source Hôpital par un diverticulum qui s'est brisé dans le mouvement de bascule des travertins formant toute la substructure de cette partie de Vichy.

Nous avons vu que cette eau a été pendant de longues années souillée par le fleuve, et que, depuis peu de temps, un autre danger menace les sources par les infiltrations azotées venant du sol supérieur de Vichy. En telle occurence, il n'y a pas d'hésitation possible : 1° dans toute cette région des Célestins, dans tout le rayon des terrains qui peuvent, par leur situation, envoyer des eaux se mêlant par des filons inconnus avec l'eau des sources, il est urgent de faire, en dehors des égouts futurs, une dérivation immédiate des eaux du sous-sol. Ce drainage peut aboutir dès maintenant à l'égout principal, dans son tronçon commencé. Voilà pour l'infection produite dans des temps tout voisins, celle dont nous recueillons le fruit aujourd'hui et qui nous menace avec une intensité croissante.

Pour l'infection générale du sol dans tout Vichy actuellement, nous attendons la construction des égouts. Mais nous réclamerons de suite, et plus que jamais, dans ce quartier, les fosses étanches — la proscription sévère, punie par de fortes amendes, de toute construction de puisards, de puits perdus, de fosses perméables à murs sans ciment.

Néanmoins ces mesures, drainage, égouts, seraient encore insuffisantes, les deux sources actuelles sont contaminées, depuis qu'elles existent, par le fleuve. La Pleureuse est souillée par les mélanges fréquents qu'elle subissait avec l'eau de l'Allier ou par l'eau d'infiltration supérieure quand le fleuve n'arrivait pas jusqu'à cette petite excavation.

La deuxième source, moins ancienne cependant, a subi comme la première le contact des eaux ménagères infiltrées, comme aussi celui de l'Allier jusqu'à ces derniers temps. Nous avons vu en 1893, lors de la construction du hall d'embouteillage coïncïdant avec une élévation du niveau du fleuve, les tranchées se remplir d'eau d'Allier et celle-ci arriver à une altitude dépassant le Griffon des deux sources. Ces contaminations, qu'on peut appeler complètes, car elles pénètrent toutes les fissures du sol à la hauteur de la crue, ne sont pas faciles à combattre, ni à détruire. Une période de sécheresse seule remet les choses en bon état.

Ajoutons que les moyens d'élévation de ces eaux sont encore aujourd'hui d'une simplicité que ne tolère pas une eau minérale, aussi délicate que celle des Célestins, aussi précieuse, aussi universellement recherchée.

Pour la plus ancienne, une pompe rotative à mains ; pour la seconde, un moteur à gaz actionnant une pompe dont nous ignorons la structure : mais qui dit pompe indique un tube élévateur et fatalement un cylindre graisseur et des soupapes : donc des microbes, dans toutes les rainures, et surtout dans le cylindre.

Tout ce système est absolument septique, putride, et doit disparaître sous peine de contamination perpétuelle. Nous pensons que de tous les systèmes de pompes actuellement connus, y compris les pulsomètres et les injecteurs, aucun n'est assez délicat, assez propre, pour toucher à l'eau minérale.

Mais il y a plus ; c'est aux sources des Célestins, à leur conduit intra-calcaire, qu'il faut appliquer les modifications, l'*antisepsie minérale*.

Le mieux serait sûrement de faire table rase du passé et, dans la direction de l'Hôpital, en suivant le filon des Célestins, de rechercher une autre veine joignant les deux petits filons actuels en un seul griffon. L'eau existe, son régime est bien connu : il n'apparaît aucun danger à remonter plus haut vers l'origine des filons et à réunir, en un seul jet vigoureux, les deux filets pleureurs à peine suffisants. Mais, tout en voulant réunir les deux sources, nous sommes loin de réclamer, pour chacune, un réservoir d'où l'eau serait conduite à la buvette. Tout réservoir est un foyer de microbes, si sa surface reste en contact avec l'air. Pour l'aseptie parfaite que nous poursuivons, chaque filon rencontré dans l'aragonite verticale des Célestins, doit être capté soigneusement et constituer un affluent du conduit principal. Celui-ci réunissant plusieurs filons aurait la puissance suffisante pour satisfaire aux demandes des buveurs en été, et de l'embouteillage en hiver. De plus, chaque tube de captage, adducteur du conduit principal, doit être proportionné au volume d'eau qu'il amène et ne pas contenir d'air en contact avec le liquide. L'air ambiant est le grand ennemi des eaux minérales, dès qu'elles jaillissent de la terre. N'est-ce pas le corollaire de l'aphorisme de Pasteur, pour lequel toutes les eaux venant des profondeurs du sol sont aseptiques ? Que si le niveau du filon secondaire et du filon principal se trouvait au-dessous du niveau du sol, nous devons formuler encore et quand même, la prohibition des pompes à soupape, des pulsomètres, des injecteurs et éjecteurs (Giffard) à vapeur, pour élever cette eau. Mieux vaut cent fois creuser jusqu'au niveau du filon, et le capter sur place, le protéger contre tout contact de l'air, amener l'eau dans les verres par des tubes branchés sur le conduit. La plate-forme du service de distribution sera descendue peut-être à quelques mètres au-dessous du sol. Ce n'est pas un inconvénient pour la pureté de l'eau. Un système élévateur peut alors faire monter les verres remplis dans le bas, au-dessous du sol, et les amener sur la table des malades sans la moindre souillure inévitable avec les pompes.

Pour tout médecin, ce système serait préférable aux pompes qui maltraitent, contaminent, rendent mortes les eaux les plus vives de Vichy. Plus d'un million de microbes dans les bouteilles de trois mois, avec l'élévation par les pompes actuelles ! Alors que ces sources sont réellement aseptiques à leur origine. Un million de microbes par litre : c'est le résultat de l'intervention humaine sur ces eaux si précieuses !

Tel est le projet qui nous semblerait satisfaire à la réalisation de l'aseptie pour les Célestins. Nous savons qu'il se heurte à la plus grande discussion d'intérêts, au procès des anciens Célestins ne voulant pas reconnaître les nouveaux Célestins, sources sœurs, qu'on veut séparer quand elles sont entre elles comme deux racines d'une plante ayant une tige unique. Mais nous recherchons la seule vérité scientifique et le moyen de réaliser pour ces deux sources, les conditions qui leur maintiendraient leur antique réputation en leur permettant d'arriver à l'aseptie absolue ; nous n'avons nul souci des questions extra-médicales et nous exposons, en toute vérité, les modifications à intervenir dans le régime de ces fontaines célèbres. Si malheureusement l'état de contamination chimique et microbienne continuait, nous déplorerions à brève échéance, la perte grave d'un des beaux fleurons de cette couronne thermale de Vichy.

Résumons les reformes à exécuter aux Célestins pour les sources : 1° Remonter les griffons dans les terrains cristallisés jusqu'à l'absence de tout germe dans l'eau.

2° Réunir plusieurs conduits secondaires en un seul, étanche, de calibre suffisant pour satisfaire à tous les besoins du service.

Comme il est impossible d'élever l'eau dans des tubes en fonte sans la contaminer, la distribution de l'eau dans les verres se fera, si besoin est, à quelques mètres au-dessous du sol. Les verres par un système quelconque, seront élevés sur la table des buveurs, placée au niveau du sol; la femme de service restant en bas, au niveau de la source.

3° Pour l'eau en bouteille, le récipient sera stérilisé d'abord à l'étuve, à la vapeur humide à 125°.

L'opération intermédiaire, le remplissage, est à fixer avec tous ses détails : la surveillance la plus constante doit y être exercée par les compagnies. C'est un des points les plus difficiles de l'embouteillage et des plus importants pour l'avenir des sources. Nous en reparlerons à la fin de ce travail.

CHAPITRE IX

La source Lardy est de date relativement récente. Elle a été forée en 1848, au nord-est des Célestins, sur les conseils et par les soins des frères Brosson, dans la propriété de M. Lardy, remarquablement aménagée aujourd'hui pour les bains minéraux et l'hydrothérapie. Le forage a dépassé 145 mètres; l'eau est amenée par un tube métallique enchâssé lui-même dans une colonne de tôle. Nous avons vu, il y a quelques années, l'eau arriver dans une vasque où elle était prise pour être distribuée aux malades. La vasque existe encore, mais elle est à sec.

Bien avisée, l'administration de cette source donne aujourd'hui l'eau par deux robinets implantés sur le tube d'ascension, au-dessous de la vasque primitive. L'écoulement de l'eau en hiver par ces tubes, est légèrement intermittent.

Les verres sont lavés à l'eau douce.

Cette eau précieuse doit être économisée, car elle a beaucoup à faire pour subvenir seule à l'embouteillage, aux buveurs et aux bains! Le tube de forage n'a que 3 centimètres au point de contact avec la couche d'eau, il en a 10 au sommet.

L'eau de Lardy est la seule à Vichy qui soit payée à la buvette : 10 centimes à chaque prise : or, cette eau ne peut se boire à grande gorgée, elle est assez lourde pour certains estomacs qui ont besoin de quelques minutes d'intervalle entre chaque dose. On divise donc le verre en trois fois et pour être fraîche, chaque dose doit être bue à la sortie même de la source; l'eau est plus gazeuse, plus vive, se digère mieux. Mais c'est alors une petite contribution de 60 ou 80 centimes par jour, et pour les petites bourses, nous affirmons que c'est une difficulté, presque une vexation, surtout en présence des autres sources gratuites. L'affluence des malades est sûrement diminuée par cette petite contribution, or qui dit affluence aux sources, dit expédition pendant l'hiver.

Malgré tout, l'eau de Lardy est très puissante et rend de très grands services dans la série des eaux sodiques de Vichy, par le fer (0,028) et l'arsenic (arséniate de soude 0,003) qu'elle contient. C'est la source qui semble réussir le mieux, quand elle est tolérée, pour les anémies palustres avec engorgement des viscères, foie et rate. Les malades venant d'Afrique et des pays chauds s'y remettent rapidement, s'ils la digèrent. Certains estomacs qui ne tolèrent pas l'Hôpital se trouvent au contraire très bien de l'eau de Lardy.

Il est assez curieux de constater les divergences qui existent relativement à sa température. MM. Egasse et Guyenot dans leur livre sur les Eaux minérales naturelles autorisées, lui donnent 18° de température; Durand de Lunel 23°,5 ; Roman Collin et 24,2. La notice sur cette eau, rédigée par son administration, fixe 23°,90.

Cette source présente plusieurs conditions qui plaident à première vue en faveur de sa pureté microbienne. D'abord, elle a été prise dans les couches les plus profondes du sol de Vichy et peut-être dans sa dernière couche de sable : à cette profondeur, les eaux d'infiltration du sol supérieur n'ont pu arriver. Cette eau minérale se trouve en outre protégée notamment par une double enveloppe de métal dans toute la longueur de son ascension, enveloppe parfaitement étanche. Enfin, le point de contact de la source, à l'émergence, avec l'air extérieur qui était au début de l'étendue de la vasque (20 à 25 centimètres de diamètre, soit 450 centimètres carrés) a été réduit à néant, puisque l'eau est distribuée par deux petits robinets branchés sur le tube ascenseur.

Il est certain que cette eau se trouve, de par ces circonstances, dans les meilleures conditions d'aseptie; nous allons contrôler la valeur de nos hypothèses et de ces conditions.

EXPÉRIENCE I. — Le 4 février 1894, nous avons préparé 12 tubes de gélatine aseptique qui ont été ensemencés chacun avec 1 gramme d'eau Lardy, prise aux robinets qui coulent en permanence, mais avec une intermittence de quelques secondes.

Le 11 février, nous avons constaté que sur les 12 tubes, 10 étaient restés stériles, 2 seulement avaient fourni chacun 1 colonie.

Pour nous assurer que la gélatine était dans ces 10 tubes, susceptible de culture, qualité qui aurait pu se perdre par un coup de chaleur dans l'autoclave, nous avons inoculé la surface de l'un d'eux à la salive : vingt-quatre heures après, les germes paraissaient et quarante-huit heures après les colonies blanches envahissaient la surface.

Notre première expérience Lardy est donc sûre, et doit porter ses conséquences : 10 grammes sont restés aseptiques, et en réalité 12 grammes ont donné 2 colonies.

Cette eau peut être considérée comme aseptique à cette époque de l'année.

Expérience II. — Le 11 février 1894, en même temps que d'autres boîtes Pétri sont préparées pour d'autres sources, 2 boîtes reçoivent 1 gramme d'eau Lardy chacune.

Ces 2 boîtes, conservées jusqu'au 16, n'ont pas fourni de colonies. Elles ont été envahies par les pénicillum un jour de brouillard et de pluie, mais de telle sorte qu'à la surface, pas un point n'était visible qui ne fût pas revêtu de cette colonie rayonnée filamenteuse.

Toutefois, pendant les six jours de culture suffisante pour l'éclosion des germes, aucun n'avait paru.

Expérience III. — Le 17 février, nous avons voulu encore par deux nouvelles expériences contrôler l'aseptie de l'eau Lardy.

Quatre boîtes Pétri à la gélatine ont reçu chacune 1 gramme d'eau Lardy. Le 21, à la loupe, nous apercevons un seul germe, rosâtre dans une des boîtes. Les 3 autres sont stériles.

Le 24, même état, absence complète de colonies, sauf une.

Expérience IV. — Le 25 février, j'ai ensemencé 12 tubes gélatine avec un gramme d'eau Lardy et trois flacons d'Erlenmeyer, à 1 gramme également.

Le 5 mars, soit neuf jours après, un seul tube contient une colonie. Quinze grammes d'eau Lardy ont fourni 1 germe.

Le 8 mars, douzième jour de l'expérience, nous reconnaissons 1 germe dans 2 tubes; ainsi 15 grammes en quinze flacons ont fourni 2 colonies après douze jours de culture à 19 ou 20°.

Nous sommes, pensons-nous, autorisé à déclarer *aseptique* l'eau de la fontaine Lardy, examinée en février 1894. Cette affirmation repose sur des expériences absolument rigoureuses.

Il nous reste à constater en bouteilles, l'état de cette eau aseptique à la source.

EXPÉRIENCE V. — Une bouteille Lardy, demandée fraîche, a servi à ensemencer 4 boîtes Pétri, à 1 gramme chaque boîte. La bouteille fournie fut remplie et bouchée avec un soin particulier devant nous.

PLANCHE XXIV. Nous l'avons conservée quatorze jours dans
PHOTOGRAMME 8. une pièce sans feu et à la température exté-
— rieure à peu près.

Voici les résultats obtenus :

Le 30 mars, l'eau de cette bouteille qui avait été ensemencée le 28, soit quatorze jours après le remplissage, sur les boîtes Pétri, a fourni des surfaces remplies de germes innumérables en totalité. Dans ces quarante-huit heures, on distingue à peine une dizaine de colonies plus larges et vésiculaires : tout le reste est un piqueté blanc très serré fournissant 200 germes par centimètre carré, ce qui donne pour la boîte Pétri de 9 centimètres, un total de 12,500 germes par gramme ensemencé dans chaque boîte. Nous avons représenté en photogramme cet ensemencement de l'eau Lardy (Photogramme 8, planche XXIV, Lardy). Il est aisé de constater sur ce photogramme, un peu rogné, d'innombrables petites colonies, avec une dizaine de vésicules en voie de formations

Voilà ce que produit une eau parfaitement aseptique, quand elle est mal embouteillée. Mais à qui la faute? Les directeurs des sources ne savent pas ce qu'est la microbiologie d'une eau minérale et n'en tiennent aucun compte.

Pour cette eau du clos Lardy, nous ne saurions trop conseiller l'absence de toute vasque à la buvette. Que le service de distribution aux malades soit fait par les simples tubes branchés sur le conduit extérieur, cela suffit.

Quant à l'embouteillage, toutes les précautions et les appareils dont nous parlerons plus loin, lui sont applicables comme aux autres sources de Vichy.

Cette eau doit son extrême pureté à son origine dans les dernières couches de sable de la vallée d'Allier, couches plus dures que les couches superficielles ou perméables et permettant ainsi un véritable captage sur base solide.

TABLEAU DES MICROBES

EXAMEN GÉNÉRAL ET COMPARATIF

Air. — Les 7 éléments rencontrés dans l'air de Vichy sont presque tous non-fluidifiants : en outre, ils affectent souvent la couleur jaune plus ou moins foncée. Nous pourrions ajouter que les colonies rouges en octobre sont assez fréquentes. Peut-être chaque saison a-t-elle sa flore particulière. C'est une question à résoudre.

Allier. — Outre quelques microbes colorés venant de l'air, l'eau de l'Allier possède deux grandes variétés de colonies; celles du *Bacillus brevis aquæ fluorescens, liquefaciens, minimus*, et celles du *Bacillus tenuis aquæ*, dont il existe cinq à six variétés. Ce dernier bacille, en certaines formes, se rapproche du *Bacillus coli*, très fréquent dans l'Allier; mais l'un, le *Bacillus tenuis*, se colore par le Gram., l'autre jamais.

Fontfiolant. — Flore bactériologique différente de ce qui précède, ayant des éléments communs plutôt avec les sources qu'avec l'Allier. Le *Bacillus magnus rectangularis* se retrouve ici et appartient à l'air, à la Grande-Grille, et à l'Hôpital. Il est d'origine aérienne.

Grande-Grille. — Rien de spécial : les microbes rencontrés sont : trois variétés *du court bacille de l'eau*, si banal dans les eaux, un *bacille saprophyte*, le *Bacillus devorans* commun également, le *Bacillus magnus rectangularis* d'origine aérienne, cinq autres microbes étrangers trouvés très rarement. Microbiologie sans caractère précis, quelques éléments variables, d'autres aériens et qui sont l'apanage de l'Allier : rien de fixe.

Hôpital. — C'est la plus longue série de microbes : non pas parce que cette source en contient plus que les autres, elle est aseptique maintenant ; mais parce que nous avons eu l'occasion d'étudier plus souvent la flore de cette eau. Nous rencontrons d'abord six variétés de bacilles de l'eau : *aquatilis*, *brevis*, *flavus tardigradus*, *liquefaciens*, *fluorescens*, *fulvus*. Le *devorans*, saprophyte, les *Bacillus tenuis* et leurs variétés qui sont aussi les caractéristiques des eaux de l'Allier, quelques microbes de l'air, le *magnus rectangularis*. C'est l'inoculation de l'eau de source un peu par l'air, beaucoup par l'eau qui a servi à nettoyer les verres.

Mesdames. — Source absolument séparée de la flore antérieure ; à peine un microbe rencontré çà et là dans une autre source et celui-ci n'est pas non plus fréquent. C'est une eau qui s'éloigne complètement de l'Hôpital et de la Grande-Grille dont elle est si voisine par la position de la buvette. On sent qu'elle naît sur un autre terrain, dans un autre air. En effet, elle jaillit presque dans un autre bassin, celui de Cusset à 2 kilomètres de Vichy.

Célestins. — Ici nous retrouvons le *Bacillus tenuis* de l'Allier, le *devorans*, le *brevis aquæ* tous connus et enfin, chose plus grave, des espèces voisines des pseudo-thyphoïdes et des mesentericus. C'est une eau polluée par des infiltrations de toute nature : dans nos dernières recherches, *l'eau à la source ne contenait pas le Bacillus coli communis*, elle n'a rien donné aux cultures aseptiques : mais il n'en est pas de même des bouteilles.

Notre étude préliminaire de l'air de Vichy et du fleuve, est bien justifiée par la flore microbienne des sources précédentes, qui renferment beaucoup de microbes communs à l'air et à l'Allier.

Il faut cependant séparer tout d'abord la Fontfiolant, eau de source mise de suite en conduites ; elle ne contient que des éléments venus de l'air, ou très rares, puis Mesdames dont le

Griffon est si éloigné et qui renferme un seul bacille commun
à l'Allier. Mais la Grande-Grille, l'Hôpital, les Célestins ont
une communauté assez complète dans leurs microbes qui sont :
ceux de l'air et de l'eau d'Allier. Les *Bacillus brevis aquæ,
fluorescens, liquefaciens, flavus, tardigradus, les saprophytes*
de l'eau, les *Bacillus tenuis*, indiquent la contamination par
l'Allier.

Aux Célestins, c'est l'élément infectieux qui se montre sous
la forme de bacilles non pathogènes, il est vrai, mais très voisins de ces espèces.

Quant aux germes rencontrés par M. Pouchet, nous avouons
ne pas être allé dans les galeries souterraines où se trouvent
des égouts, de l'urine, etc... pour prendre notre eau d'analyse.
Nous la prenions au bouillon de la source ou à la buvette, suivant l'usage courant. Nous n'avons pas constaté le C. *uræ* qu'il
a vu partout, mais par opposition M. Pouchet ne signale ni le
court bacille de l'eau, véritable peste de nos sources, ni ces
bacilles baguettes du *Pacillus tenuis* si fréquentes à l'Hôpital
et ailleurs. Nous affirmons n'avoir jamais donné le nom d'un
microbe sur sa colonie seule; toujours nous avons préparé
l'élément, fait ses mensurations, et fourni les caractères de
la colonie; nous espérons qu'avec le photogramme le diagnostic sera plus facile, moins discutable et tout au moins recti-
fiable.

TABLEAU.

CONCLUSIONS

Situation faite à l'Industrie des eaux minérales par les décisions de l'Académie de médecine. (Séances du 20 et 27 mars.) Résumé des modifications pratiques à introduire pour obtenir l'aseptie des eaux minérales à la source et en bouteilles.

Nous avons suffisamment expliqué et décrit, à propos de chaque eau, les précautions spéciales à prendre soit aux sources, soit dans les bouteilles, et nous ne pensons pas y revenir, ni répéter ces prescriptions hygiéniques élémentaires.

Avant tout, à Vichy, le mal le plus grand, imminent, celui qui fait chaque jour un progrès silencieux, souterrain, c'est l'infection du sol autour des sources, causée par l'absence des égouts ou de tout système de vidanges conservant le sous-sol des habitations. Le projet des égouts est en bonne voie, dit-on; plutôt il sera réalisé, plus vite on évitera des désastres irréparables.

Outre cette obligation qui s'impose à la ville, il est évident que la situation de l'industrie des eaux minérales à Vichy va se trouver bientôt en présence de conditions et d'ordonnances nouvelles, en corrélation avec les vœux émis par l'Académie de médecine dans les séances du 20 et 27 mars 1894.

C'est M. Moissan, membre de l'Institut qui présentant, en son nom et en celui de M. Grimbert, un travail très circonstancié sur les eaux de Seltz et les eaux minérales [1], a eu le bonheur de soulever la discussion et le renvoi à la Commission : celle-ci, huit jours après, par son rapporteur, M. A. Robin, déposait une série d'articles qui furent votés immédiatement pour être transmis au Ministère. Comme l'attention est attirée en ce moment, à Paris, sur la fièvre typhoïde dont le bacille

---

[1] Moissan et Grimbert, *Annales d'hygiène publique et de médecine légale*, 1894, t. XXXI, p. 481.

aurait été retrouvé dans certaines bouteilles d'eau minérale, il est à peu près certain qu'une sanction suivra les propositions de l'Académie. En vérité, il y a trois ans, en 1891, quand nous faisions l'examen bactériologique de la Grande-Grille, quand à ce propos, nous relevions les causes de contamination de l'eau minérale en bouteilles ou à la buvette, nous ne pensions pas atteindre si rapidement et d'une manière si absolue, le but poursuivi, c'est-à-dire la réforme aseptique de la préparation des eaux minérales :

Voici dans toute leur exactitude, les vœux émis par l'Académie :

« 1° L'Académie persiste dans l'opinion déjà formulée qu'on « doit surseoir à l'autorisation de toutes les eaux minérales « qui ont subi le décantage ou la gazéification ;

« 2° L'autorisation ne sera accordée que si l'eau en instance « ne contient aucun bacille pathogène ;

« 3° Le laboratoire de l'Académie sera doté du local, du per- « sonnel et des appareils nécessaires pour que la Commission « puisse étudier la bactériologie de l'eau dont on sollicite l'au- « torisation, afin que l'eau ne soit autorisée que si elle joint la « pureté microbienne à la stabilité de sa composition chimique.

« Aux époques d'épidémie où la population a si souvent re- « cours aux eaux minérales dans la crainte de la contamination « des eaux d'alimentation, l'Académie a le devoir de signaler « aux pouvoirs publics le danger que fait courir aux consom- « mateurs l'infection microbienne de certaines eaux minérales « et d'insister pour qu'il ne soit mis en vente que des eaux dont « l'Académie aura eu le moyen de constater la parfaite inno- « cuité. »

Dans ces trois articles, l'Académie a visé tout d'abord deux opérations assez inconnues en général : la gazéification, et le décantement. Laissons de côté en ce moment ces points parti- culiers à l'exploitation de certaines sources pour ne considérer que l'infection microbienne, partie biologique et plus médicale.

L'Académie s'occupe : 1° des eaux contenant des microbes pathogènes ; 2° des eaux ayant un état bactériologique ; 3° des eaux n'ayant ni la pureté microbienne, ni la stabilité de composition chimique. En ce qui concerne les microbes pathogènes, il est certain que l'Académie a toujours le droit de refuser la vente de boissons malsaines et dangereuses pour la santé publique. Elle a le devoir même d'empêcher la vente d'une bouteille d'eau minérale contenant des bacilles pathogènes.

Mais tout d'abord qu'est le bacille pathogène ? Évidemment la Compagnie, en ce moment surtout d'épidémie typhoïde parisienne, a visé le bacile d'Eberth. A côté de celui-ci, toutefois, il y en a bien une dizaine qui circulent sous différents noms : le *Bacillus colli communis* qui n'est peut-être que le bacille d'Eberth, plus fort, plus développé sur un organisme malade et que tous les microbiologistes s'efforcent de séparer l'un de l'autre, sans résultats bien définitifs. Puis viennent les pseudo-typhoïdes de Cassedebat, les *Bacillus aquatilis sulcatus* de Lustig. L'Académie n'entend pas négliger non plus à l'occasion le *Bacillus vibrio* du choléra, le *Bacillus pyocyaneus*, voire même le bacille de la tuberculose, et tant d'autres dont on découvre tous les jours de nouveaux spécimens dans les eaux, avec un caractère pernicieux très bien démontré.

Il sera donc tout d'abord nécessaire d'établir une liste, avec les caractères précis qui les font reconnaître, pour tous ces bacilles pathogènes. C'est en première ligne un travail assez délicat à établir d'une façon ferme, comme l'exige toute affaire de police médicale.

Mais nous voyons se dresser au début de cette analyse une formidable objection : l'Académie a-t-elle le droit d'empêcher la vente d'une eau minérale parce que l'examen aura démontré la présence d'un microbe pathogène : *Bacillus coli communis* le plus fréquent, le plus poursuivi en ce moment, dans un certain nombre de bouteilles. Nous ne le pensons pas. Que l'Académie fasse pratiquer des analyses sur un certain nombre de bouteilles prélevées dans le commerce d'une ville ou d'un quartier, elle sera en droit de conclure à la proportion des bouteilles contaminées sur le stock connu des mêmes bouteilles présent dans la ville ; mais de là à conclure à la présence du bacille incriminé, dans toutes les bouteilles. Non, le raisonnement n'est pas admissible.

Tel ouvrier peu soigneux, aux mains sales, aura contaminé une série de bouteilles, quand son voisin plus attentif, plus propre, lavant ses bouteilles avec une eau courante pure, fournira les bouteilles de la même source, sans bacille pathogène.

Et comme dans le commerce, les analyses contradictoires sont permises ; la situation de l'Académie sera singulièrement difficile.

Si nous disons qu'il n'est pas permis de conclure de l'état d'une bouteille, de dix bouteilles d'un même envoi, à l'état de toutes les bouteilles de la source, encore mieux ne doit-on tirer aucun argument de l'état de certaines bouteilles sur l'état de la source elle-même.

Toute eau de source bien captée (et les rapports des ingénieurs doivent le constater) est aseptique. Si elle ne l'est pas au Griffon, elle n'aurait pas dû être autorisée, parce qu'elle reçoit alors des infiltrations voisines ; le captage est défectueux et cette opération aurait dû être mieux contrôlée, avant de donner l'autorisation d'exploitation.

Voilà comment nous entendons la présence de microbes pathogènes dans les bouteilles d'eaux véritablement minérales, de source venant des profondeurs du sol. — La présence de ces microbes dangereux est un apport fortuit, anormal, dû à l'embouteillage ; mais la source est indemne et des analyses aussi restreintes permettraient à peine d'établir une proportion dans les bouteilles, entre les contaminées et les bouteilles salubres, du stock de telle ville ou de telle expédition pour une même source.

Passons à « la bactériologie de l'eau en instance » du troisième paragraphe.

Cette bactériologie ne veut pas dire *bacilles pathogènes*, car la proscription se trouve déjà au § 2, et nous n'avons pas sous les yeux une répétition inutile. La bactériologie de l'eau en instance, signifie donc l'état bactériologique de cette eau, soit une réunion de certains microbes pathogènes ou non pathogènes, mais particuliers à cette eau, pouvant en définitive constituer un caractère presque pathognomonique, un signalement de l'eau de source en instance.

Ainsi comprise, la bactériologie d'une eau de source n'existe pas ; car toujours en vertu de l'aphorisme de Pasteur, l'eau de source est pure, et la bactériologie n'est qu'une affaire contingente, éminemment variable, différente d'un jour à un autre avec le vent, les poussières, avec les ouvriers qui préparent les bouteilles, avec l'eau qui sert à nettoyer les récipients.

En conséquence, la bactériologie de l'eau à examiner par l'Académie ne peut s'entendre que des différents microbes, de toute nature, variables d'une bouteille à l'autre, qu'on peut trouver dans cette eau, c'est-à-dire que cette bactériologie n'a aucune stabilité, aucun état fixe, aucun caractère spécial qui corresponde à l'eau analysée.

Nous avons fait à Vichy, depuis quelques années, quelques dizaines d'analyses de chacune des différentes sources et nous pouvons dire que ces sources ne comportent pas de bactériologie particulière ; chaque source en un mot n'a point ses microbes à elle appartenant. Car à toutes les analyses faites à différents mois, avec les mêmes soins, nous rencontrons des éléments nouveaux. Peut-être certains bacilles se rencontrent-ils plus souvent dans les eaux d'une région ; mais ils sont alors toujours communs à plusieurs sources et n'apportent pas à leur liquide de caractère particulier, distinctif.

Nous reconnaissons qu'il n'en est pas ainsi pour les eaux de rivières ou de fleuves. La raison en est simple : ces eaux fluviales sont habitées en permanence par ces microbes : il en résulte donc qu'il y existe là une véritable localisation permanente, facile à distinguer et séparant du même coup l'eau du fleuve d'avec les sources voisines.

Heureusement, l'Académie a complété sa pensée en ajoutant qu'elle n'autoriserait que les eaux joignant « la pureté microbienne à la stabilité de la composition chimique. »

Voilà qui est plus clair. Laissons la stabilité chimique de côté, et voyons la *pureté microbienne*.

Pour tout français, pureté microbienne veut dire : pureté au point de ne pas contenir de microbes, surtout quand il est dit, « afin que l'eau ne soit autorisée que si elle joint la pureté microbienne à la stabilité de sa composition chimique. »

Ici la prohibition est formelle, car s'il s'agissait des microbes pathogènes, déjà visés du reste, l'Académie eut dit sans
aucun doute « afin que l'eau ne soit autorisée que si elle joint
l'absence de microbes pathogènes à la stabilité de la *composition chimique.* » Or, si l'Académie comprend ainsi la *pureté microbienne*, nous le disons hautement, elle peut sans crainte de
se tromper refuser l'estampille à toutes les bouteilles d'eaux
minérales présentes et en instance d'autorisation. Une bouteille d'eau minérale actuelle sans microbes, sans quelques
centaines, sinon un millier de microbes par gramme n'existe
pas; ni en France ni à l'étranger.

Et comme il serait en vérité impossible de refuser les eaux
en instance, sans prohiber les anciennes peut-être moins microbiennes encore, il serait plus simple et tout à fait dans
l'esprit nouveau de la *pureté microbienne*, de supprimer par
un décret le commerce actuel des eaux minérales en bouteilles.

Ce ne serait peut-être pas une mauvaise pratique, car aujourd'hui, toutes les bouteilles sont profondément septiques,
impures et microbiennes.

Mais en France pareil ostracisme général ne saurait être
pratiqué : aussi bien n'est-ce pas tout à fait la faute exclu-
sive des sociétés ou des propriétaires d'eau minérale qui n'ont
aucune notion, ni souci de l'état microbien, ni de la pureté
microbienne de leurs produits.

Alors que faire en présence des vœux émis par l'Académie.

A vrai dire, la savante Compagnie a marché un peu vite et
il eût été sans doute plus prudent de suivre, en ce cas, la tra-
dition, les antécédents, et il n'en manque point.

En 1685, quand Louis XIV voulut réglementer le débit des
eaux minérales de Vichy à Paris, il avait l'intention d'empêcher que ces eaux n'arrivassent comme le fait se présentait,
avec une odeur de putréfaction repoussante, parceque ces
eaux étaient transportées dans des tonneaux en bois. Il fit défense, par son grand conseil, de transporter ces eaux autrement
qu'en des *vaisseaux de verre ou de gré*, sous peine de 3.000 li-
vres d'amende. L'arrêt ne frappait pas les eaux putréfiées ar-

rivant à Paris, il donnait le moyen d'éviter cet accident de transport.

Ainsi doit être fait dans le cas actuel, il ne s'agit pas de faire défense de vendre des eaux renfermant des microbes pathogènes ou n'ayant ni la pureté microbienne, ni la stabilité de la composition chimique. C'est, croyons-nous, aux sociétés savantes, au gouvernement qu'il appartient de faire connaître comment les sociétés fermières de l'État, les propriétaires de sources peuvent éviter cette fâcheuse complication. Quand l'État s'est occupé de la réglementation de ce commerce, il a rédigé des instructions minutieuses sur le captage, le puisage, l'expédition de ces eaux minérales en instance. Il n'y avait pas encore de microbes; aujourd'hui ces infiniment petits changent tout en ce monde et corrompent les produits les plus purs, les eaux de source. C'est encore à l'État qui a le privilège de donner les autorisations d'exploitation, qu'échoit le devoir de fournir à nouveau les conditions fixant et conservant la pureté de ces eaux. Des circulaires nouvelles doivent régler avec les plus grands soins toutes les opérations de la mise en bouteilles des eaux minérales, et si les circulaires sont bien rédigées, en les observant méticuleusement, l'eau en bouteilles doit rester aseptique et conserver sa pureté microbienne. Il n'y aura plus d'états bactériologiques de ces produits.

Ainsi serait réglé l'état des eaux de source en bouteilles.

Les principes qui doivent diriger la rédaction de ces nouveaux règlements sont assez connus pour que nous puissions, à première vue, en concevoir les lignes principales.

Cette industrie des eaux minérales comprend :

1° Le captage de la source ;

2° La distribution de l'eau aux buveurs, sur place ;

3° L'embouteillage.

Le captage de la source doit être fait de façon à éviter toute infiltration d'eau voisine. L'eau à la source doit être éloignée de tout égout, fosses d'aisances, puisards, puits perdus, car tous les égouts, même les meilleurs, finissent par laisser filtrer les liquides qu'ils contiennent. De tous les systèmes de vidange pour une ville d'eau, le meilleur serait celui des vidanges mobiles ; mais toutes les villes ne peuvent avoir des champs d'épandage ou des établissements de transformation des matières ; force est donc souvent de s'en tenir aux égouts.

Le captage de l'eau de source, en arrivant à la surface du sol, doit éviter de mettre l'eau ascendante en contact avec l'air extérieur par la surface d'une vasque destinée à montrer la pureté et le bouillon de la source. Ces surfaces de contact avec l'air sont les organes les plus sûrs de la contamination de l'eau par les microbes, grâce à l'apport des poussières de l'air.

Si la source ne reçoit pas d'eau d'infiltration des rivières voisines, ou des terrains supérieurs, elle restera parfaitement aseptique, étant maintenue dans l'état où elle sort de la terre.

C'est ce que la Compagnie fermière de Vichy a commencé à réaliser, en recouvrant ses deux principales sources, l'Hôpital et la Grande-Grille, d'une pyramide vitrée, tronquée, qui laisse voir l'eau bouillonnante tout en la protégeant.

La distribution de l'eau aux buveurs doit être faite par des tubes minces de 3 à 4 millimètres de diamètre, branchés sur le conduit geysérien principal. Les verres, lavés à part, ne doivent jamais être plongés dans la vasque, qui est du reste inutile et dangereuse ; le buveur remplit son verre sous le tube branché abducteur.

Jamais une eau ne doit être amenée à hauteur d'hommes sur le sol, par un système quelconque de pompes. Toute eau de ce genre est microbienne, et à rejeter d'après les nouveaux décrets. Les eaux qui restent à quelques mètres sous terre doivent être mises en un réservoir clos d'où l'eau distribuée, comme nous l'avons dit, sera montée dans les verres aux malades.

Le captage de la source et la distribution de l'eau sur place étant réglés, il nous reste une seule opération à étudier : c'est l'embouteillage.

Nous ne devons pas dissimuler qu'il est très difficile le problème si simple en apparence, de mettre dans une bouteille aseptique (facile à obtenir par la vapeur humide, nous l'avons toujours recommandé) une eau aseptique, sans avoir comme résultat une bouteille contenant quelques centaines de germes par gramme. Nous disions que ce problème simple n'avait pas encore reçu de solution satisfaisante, et il nous paraissait que l'Académie devait fournir à la préparation des eaux minérales, cette solution si nécessaire et sans laquelle nulle bouteille d'eau minérale ne serait autorisable.

Or, ce que l'Académie n'a point indiqué, l'industrie privée l'a rapidement résolu. Le 4 avril 1894, M. Galante présentait à la Société de médecine publique et d'hygiène professionnelle, un appareil qui résoud au complet le problème de l'embouteillage aseptique, et dont le journal *La Nature* (no du 5 mai) a donné une description et une figure très intelligibles. Le principe sur lequel se base M. Galante est l'isolement absolu de la bouteille à remplir, dans des milieux acides et sulfureux. Il s'agissait en ce moment de préparer à Paris des eaux de table exemptes du bacille typhoïde rencontré dans l'eau de la Vanne.

Voici en quoi consiste son procédé. La bouteille aseptisée, remplie tout d'abord d'eau acidulée est fermée, plongée dans une cuve d'eau acidulée, puis remontée dans une chambre pleine d'acide sulfureux. C'est dans cette atmosphère sulfureuse qu'un deuxième ouvrier passant l'avant-bras dans des gants de caoutchouc, fixés en dehors, vide la bouteille, la lave à l'eau stérilisée, et la remplit d'eau de table. Il la ferme par son bouchon automatique. Une dernière manœuvre fait descendre la bouteille dans une deuxième cuve d'eau acidulée et par un demi-tour, elle remonte à l'air libre.

L'eau de cette bouteille conserve ainsi, et sûrement, la pureté qu'elle avait en sortant du robinet qui l'amène, mais rien de plus.

Nous avons examiné si cet appareil, très bien adapté à son but premier, pouvait convenir aux eaux bicarbonatées sodiques. Nous ne le pensons pas, parceque le contact le plus minime de l'eau acidulée avec l'eau de Vichy amènerait une perte sérieuse du gaz acide carbonique si recherché. La même remarque s'applique à l'atmosphère d'acide sulfureux. L'eau minérale s'écoulant dans ce milieu perdrait encore de l'acide CO^2 et l'acide sulfureux se combinant aux sels sodiques ou de chaux, formerait des sulfates renfermés dans la bouteille.

L'instrument de M. Galante doit donc être modifié; et, pour nous, les modifications à exécuter, sont assez sérieuses, car elles changent toute l'économie du procédé. Nous remplaçons l'eau acidulée, et le gaz sulfureux par la vapeur d'eau de 60 à 120°.

Voici la description succincte de l'appareil que nous pensons apte aux eaux bicarbonatées, comme à l'eau de table *a fortiori*.

1° Un générateur à vapeur pouvant aller jusqu'à 3 atmosphères.

2° Une étuve avec une porte fermant à l'autoclave et contenant un fond mobile avec nids pour 20 rangées de 10 bouteilles. Elle peut recevoir la vapeur à 130°.

3° Une autre étuve plus petite, recevant la vapeur à 60, 70 ou 80°, mais pouvant être lavée à l'intérieur par un jet libre de vapeur. Elle devra contenir : 10 bouteilles rangées, un trou pour un syphon à deux branches évacuatrices, un robinet d'eau minérale et deux ouvertures sur lesquelles sont rivées deux manches-gants en amiante ou en tissu incombustible. Ce tissu fin, serré, est doublé d'une légère toile à voile très mince qui sera maintenue humide en dedans par des pulvérisations fréquentes d'eau aseptique et boriquée.

Comment pratiquons-nous l'embouteillage aseptique de l'eau minérale avec ces appareils?

Première opération. — Deux cents bouteilles passées à l'eau ordinaire, bien rincées, sont placées dans les nids du fond mobile de la grande étuve. Elles sont très légèrement fermées par un bouchon de liège conique et un peu long. L'ouvrier ferme l'autoclave, produit la vapeur et la fait arriver progressivement jusqu'à 120° dans l'étuve. Après quinze minutes, bouteilles et bouchons sont aseptiques à fond. Quand la vapeur s'est liquéfiée par arrêt de chauffage, les bouteilles sont extraites lentement sur le fond mobile. Il n'y a pas de bris avec la vapeur humide.

Deuxième opération. — La petite étuve reçoit les 10 bouteilles qu'elle peut contenir prises sur les 200 aseptisées. On ferme la porte de l'autoclave et l'ouvrier lance doucement la vapeur jusqu'à 50 ou 60°.

A ce moment, le deuxième ouvrier passe les mains dans les manches d'amiante, ou de tissu non combustible, doublées, humides, et peut en une minute déboucher, remplir d'eau minérale, et fermer au pouce sur le bouchon, les 10 bouteilles qui en cette courte minute, n'ont eu le temps ni de se réchauffer, ni de perdre leur gaz : et c'est tout.

Deux ouvriers peuvent remplir ainsi 600 bouteilles par heure et en se relevant plus de 4.000 en dix heures. Du reste, en cette question, les limites du temps sur 6 à 7.000 bouteilles par jour, sont à négliger, car il suffirait, en cas de presse, d'avoir plusieurs appareils. En revisant tous les détails de ces opérations, nous ne trouvons aucune fissure par laquelle puissent pénétrer les microbes.

La bouteille aseptisée est fermée au bouchon de liège quand elle sort de la première étuve ; l'air ne peut y pénétrer. Elle est débouchée dans la deuxième étuve, remplie et bouchée à nouveau, dans un atmosphère aseptique, par une main aseptique. Elle sort absolument dépourvue de microbes et l'eau de source mise en bouteilles, n'en contient pas.

On pourrait nous objecter que notre système exige trois appareils, un générateur et deux étuves ; mais nous ferons observer que la première étuve remplace l'appareil au moyen duquel la bouteille est rendue aseptique et qui comporte un distillateur et deux condensateurs. Quant au deuxième temps, l'embouteillage de l'eau minérale, nous croyons que le séjour pendant une minute dans l'étuve est plus simple que l'immersion dans l'eau acidulée, la rentrée dans la chambre sulfureuse, et enfin la descente dans l'eau acidulée pour revenir à l'air libre.

Du reste quelle que soit la différence avec l'appareil très ingénieux de M. Galante, qui fait de l'eau de table aseptique et ne peut toucher aux eaux bicarbonatées, nous ferons remarquer que le procédé dernier que nous proposons est au contraire apte aux eaux bicarbonatées comme à l'eau de table.

Les deux systèmes, celui de M. Galante et le nôtre, diffèrent absolument par la nature de l'antiseptique employé. Pour M. Galante, c'est l'eau acidulée et l'atmosphère sulfureuse :

nous rejetons ces milieux pour choisir la vapeur d'eau dont l'action est beaucoup plus sûre, plus énergique et qui peut se manier à toutes les températures. M. Galante aura toujours le mérite, d'avoir le premier résolu un problème partout posé et dont nous réclamions la solution dès 1891. Il est certain que son système, comme le nôtre qui en dérive, subiront de multiples et profondes modifications dans l'avenir.

Mais quel que soit l'appareil employé, il est utile de rappeler qu'il ne peut rendre que ce qu'on lui donne, c'est-à-dire une eau en bouteille de même pureté que celle amenée dans le robinet, dans la deuxième étuve.

C'est dire que les eaux, mises en bouteilles par les procédés aseptiques, doivent être elles-mêmes absolument aseptiques ; car une eau contenant seulement une vingtaine de bactéries par gramme, mise de la façon la plus aseptique dans un récipient aseptique, donnera en quelques semaines un liquide riche en microbes, et renfermant, au minimum, une centaine de germe par centimètre cube. C'est la loi inévitable de multiplication des germes dans les bouteilles.

Dans ces conditions, à Vichy, nous reconnaissons comme sources pouvant être aseptiques : La source Hôpital ou Rosalie, la Grande-Grille, la source Mesdames, la source Lardy. Pour les autres, nous avons indiqué les modifications dans le captage et l'élévation, qui les rendraient amicrobiennes.

Avant de terminer, nous voulons dire un mot de l'*action du soleil sur les eaux minérales en bouteilles :*

En exagérant l'efficacité anti-microbienne des rayons solaires, il a été dit dans une boutade, qu'un verre d'eau de Seine prise à Agnères et mise au soleil pendant une heure, valait l'eau de source la plus pure. Au commencement de cette année, le professeur Esmarck, en Allemagne, a voulu se rendre compte de l'action du soleil comme désinfectant, après les remarques de Duclaux, Arloing, Fermi et Celli qui avaient constaté la mort par le soleil de bactéries assez nocives : choléra, tuberculose, typhoïde, charbon et staphylococcus pyogenes aureus. Sa conclusion a été que le soleil, bien qu'agissant comme microbicide, n'avait pas cependant une action assez régulière, assez constante, qui permette de l'employer comme désinfectant.

Nous avons voulu étudier d'une manière précise l'action du soleil sur les microbes de l'eau en bouteilles.

Le 29 avril, une bouteille d'eau des Célestins qui nous avait donné environ 2.000 germes par gramme est divisée en deux parties.

La première est mise dans une bouteille aseptique, transparente et exposée au soleil et à la lumière pendant douze heures : ce jour il y eut à peu près six heures de plein soleil.

Cette eau ensoleillée, ensemencée sur une boîte Pétri de gélatine n'a donné que 152 colonies par gramme.

La deuxième partie fut laissée dans la bouteille noire avec sa large étiquette et mise au soleil, frappant sur la partie sans papier, pendant les mêmes douze heures que plus haut.

Cette eau ensoleillée dans les bouteilles noires, ensemencée sur une boîte Pétri, a donné 1.500 colonies par gramme.

Dans la première partie, c'est une diminution considérable d'avec le nombre des germes de la bouteille noire. Le soleil a permis d'obtenir une eau treize fois moins aseptique; mais cette stérilisation est insuffisante et incomplète.

La deuxième partie, laissée dans la bouteille noire, ensoleillée comme la première, est descendue de 2.000 germes à 1.500.

C'est une action très faible, et douteuse. Le verre noir arrête en effet les rayons chimiques et ne laisse passer que les rayons caloriques. Les uns tuent les microbes, les autres les font se multiplier.

Expérience II. — Nous avons répété l'insolation sur une bouteille d'eau Hôpital.

Cette bouteille fut dosée tout d'abord dans sa contenance microbienne. Elle indiquait après ensemencement sur gélatine dans une boîte Pétri, près de 70 germes par gramme : chiffre minime pour une eau de source en bouteille. Nous avons alors transvasé une partie de cette eau dans une bouteille aseptique, transparente et l'autre partie est restée dans la bouteille noire : toutes ont été placées au soleil pendant le même temps, c'est-à-dire à peu près cinq heures de soleil vif et six jours de lumière (temps sombre et pluvieux). L'eau d'Hôpital restée dans la bouteille noire ensoleillée a fourni après six jours, par ensemencement sur une boîte Pétri,

le nombre de 1.200 colonies par gramme dans une première boîte
et le nombre de 1.500 colonies par gramme dans une deuxième
boîte : total 2.700, et en moyenne 1.350.

La partie d'eau d'Hôpital mise en vase transparent a donné
les résultats suivants :

1re boîte, par gramme : 33.

2e —   —   37.

Cette expérience un peu différente de la première, nous
montre :

1° Que le soleil n'agissant pas par ses rayons chimiques,
peut, par ses rayons caloriques, amener précisément dans ce
vase noir, une multiplication des germes assez sérieuse,
alors qu'on en cherche la diminution. L'ensoleillage produit
l'effet opposé à celui cherché.

2° Que le verre transparent favorise sûrement l'action des
rayons chimiques qui diminuent très notablement le nombre
des microbes, mais sans obtenir une disparition complète, une
aseptie absolue.

EXPÉRIENCE III. — Nous avons établi une dernière expérience
sur les germes de l'Allier.

Une bouteille d'Allier ayant été prise au robinet de distribution
contenait après ensemencement sur gélatine, près de 1.100 germes
par gramme.

Une bouteille aseptique de verre transparent fut remplie avec
cette eau minérale et ensoleillée du 2 au 5 mai; mais elle n'a eu
à peu près que six heures de soleil vif et chaud.

La boîte Pétri ensemencée avec cette eau ensoleillée a donné à
peine 50 germes.

C'est la diminution la plus considérable que nous ayons obtenue
par le soleil.

Ces trois expériences concordent donc et sont absolument
démonstratives des faits suivants.

Le verre noir épais des bouteilles de Vichy permet à peine
l'action chimique du soleil : celle-ci se reconnaît cependant à
la longue et par un soleil vif, intense, en faisant diminuer le

nombre des microbes de l'eau contenue; d'autrefois au contraire, si l'insolation n'a pas été vive, pure, prolongée, la pullulation des germes se fait sous l'influence des rayons caloriques qui sont plus absorbés et réchauffent l'eau microbienne, d'où la multiplication des germes que n'atteignent pas les rayons chimiques arrêtés par le verre noir.

Le verre transparent, dans tous les cas, amène avec le soleil une diminution considérable du nombre des germes : de 70 à 35 pour l'Hôpital et de 1.100 à 50 pour l'Allier tandis que la bouteille noire avait fait monter de 70 à 1.300 le nombre des colonies; mais la stérilisation n'est pas complète.

En résumé, l'action des rayons solaires est insuffisante pour débarrasser complètement une eau des microbes qu'elle contient.

Pour arriver à mettre en bouteilles aseptiques une eau minérale qui doit être elle aussi aseptique, tous les efforts devront donc en résumé, aujourd'hui, converger vers le captage de la source; c'est là, le dernier refuge des germes. Par captage, il faut entendre dorénavant, non seulement la protection de l'eau au contact du sol, quand elle suinte et sort de ses conduits souterrains (première surface), mais encore la protection de la source au sommet du captage, au contact de l'air (deuxième surface). Les résultats obtenus démontrent l'heureuse influence de cette méthode, et de la protection absolue de la deuxième surface sur la disparition des microbes.

Conservée pure au captage, l'eau amicrobienne peut être amenée par des conduits aseptiques jusque dans les appareils que nous avons décrits et fournir des bouteilles d'eau minérale aseptique, ainsi que l'exige maintenant l'Académie.

POST-SCRIPTUM

Ce travail était entièrement imprimé quand l'Académie de médecine dans sa séance du 24 juillet 1894, a voté des conclusions qui complètent et confirment ses premières déclarations du 20 et 27 mars : « La Société savante persiste dans la défense
« absolue du décantage et de la gazéification. Les pétitionnaires
« devront dans leur demande, prendre l'engagement de ne faire
« subir à l'eau minérale aucune de ces manipulations.

« Seront seuls tolérés les réservoirs d'amenée hermétique-
« ment clos, recueillant directement l'eau et les gaz à la sortie
« de la colonie ascensionnelle et faisant en quelque sorte partie
« intégrante du captage.

« *L'eau ne devra pas séjourner plus de vingt-quatre heures*
« *dans ces réservoirs.*

« Les bouteilles devront être *stérilisées par un procédé effi-*
« *cace*, et l'embouteillage devra être fait avec toutes les précau-
« tions permettant d'éviter les causes de pollution.

« Notification de ces nouvelles dispositions devra être faite
« aux sourciers déjà autorisés.

« Les propriétaires auront un *délai de trois mois* pour faire
« subir à leur installation les modifications que comporte la
« présente délibération. »

Il est croyons-nous, de la plus haute importance de faire connaître ces décisions nouvelles, car elles auront en définitive, force de loi, à partir du 25 octobre 1894, la Société savante ayant déclaré qu'elle limitait à trois mois le délai accordé pour transformer les installations anciennes.

C'est dire qu'à partir du 1er novembre 1894, l'Académie refusera l'autorisation d'exploitation aux sourciers qui ne se seraient pas conformés à ses décisions. L'Académie n'a pas le droit d'édicter des lois, mais elle peut opposer, en effet, son veto à toutes demandes d'exploitation de sources qui ne présenteraient pas les conditions voulues. C'est un moyen pratique, sans recourir à la circulaire ministérielle, de rendre obligatoires les précautions qui ont semblé suffisantes à l'Académie. La sanction qui vient ordinairement de l'Administration centrale et du Ministère, partira cette fois de l'Académie même, parce qu'elle possède le pouvoir de délivrer des certificats valables pour obtenir l'autorisation de vente et sans lesquels le ministère refusera dorénavant l'exploitation.

Pourquoi l'Académie s'oppose-t-elle au décantage et à la gazéification?

Parce que toute eau qui exige le décantage provient d'une source entraînant avec elle du sable, de la terre et des marnes. Or le décantage est insuffisant pour débarrasser complètement de telles sources de ces matières étrangères. Elles ont alors pour effet d'irriter l'intestin, de causer des diarrhées, et d'aller à l'encontre du but des eaux minérales qui est de favoriser les digestions.

La gazéification : c'est-à-dire l'introduction d'acide carbonique ou d'air simple dans des bouteilles d'eau minérale, peut être un procédé pour tromper sur la qualité de l'eau vendue. Les eaux minérales seront livrées telles qu'elles sortent de la source, sinon elles sont artificielles. Ajoutons que l'introduction de gaz, d'acide carbonique, ou d'air, dans une bouteille d'eau, que le décantage lui-même sont en outre les causes d'introduction de microbes entraînés avec l'air, refoulés avec lui, et ces microbes dans certaines circonstances peuvent être pathogènes.

Quelle ressource possède l'Académie pour s'opposer à ces pratiques? La déclaration seule du propriétaire de la source affirmant qu'il ne se livre pas à ces manœuvres sur les eaux présentées. Cette affirmation est une sécurité bien minime, il faut l'avouer; cependant, en visitant les locaux de l'exploitation à l'improviste, en s'entourant de renseignements, il sera facile de vérifier la véracité de la déclaration. Au surplus, ces deux opérations sont peu préjudiciables au public, et si l'Académie les prohibe, c'est surtout, croyons-nous, pour conserver aux sources leur cachet d'authenticité.

Les eaux minérales n'étant ni décantées, ni gazéifiées, ne devront pas rester plus de vingt-quatre heures dans les réservoirs. Ces réservoirs, tolérés et non recommandés, seront hermétiquement fermés, pour recueillir tous les gaz de la source;

ils sont une dilatation du conduit d'ascension de captage, auquel ils appartiennent comme continuité d'écoulement de l'eau
minérale. Tout réservoir isolé du conduit d'adduction est par
cela même prohibé, et doit être considéré comme bassin de
décantage.

C'est la même idée, la préservation de l'eau des réservoirs
contre les microbes, qui a dicté les lignes concernant ces cavités destinées à recevoir l'eau de la source. Il est démontré,
aujourd'hui, que le contact de l'air entraîne avec lui la pollution microbienne, et, de plus, en restant au-delà de vingt-quatre
heures dans un réservoir, toute eau minérale perdrait son gaz
et son arome ; car, comme le vin, les eaux de source ont leur
goût spécial que la composition chimique, la température sont
insuffisantes à expliquer.

Il est donc bien entendu que l'eau de source arrivant dans
un réservoir hermétiquement clos, et, faisant suite au tube
perforateur, ne doit pas séjourner plus de vingt-quatre heures
dans ce réservoir.

L'Académie s'est aussi occupée des bouteilles, ces récipients
si négligés, et si peu aseptiques jusqu'ici.

Elle exige qu'elles soient stérilisées par un procédé *efficace*.
Sans indiquer le procédé, car il en existe beaucoup, la Société
savante se réserve le droit de constater si les bouteilles sont
réellement stérilisées.

Pour ce, en réalité, le laboratoire de l'Académie n'aura qu'à
constater le nombre de microbes des eaux en bouteilles : si ce
nombre arrive à 50 ou 100 par centimètre cube, on peut affirmer que l'eau ou le récipient sont aseptiques. En effet, comme
l'eau de source vraie, amenée dans des réservoirs hermétiquement clos, où elle ne séjourne pas plus de vingt-quatre heures,
est *aseptique* par sa nature même, il sera permis d'affirmer
que toute eau possédant de 50 à 100 germes par gramme
aura été mise dans un récipient non *stérilisé* efficacement.

En vérité, l'Académie exige donc à partir du 1er novembre
1894 la stérilisation efficace des bouteilles. Il paraîtra peut-
être que le mot *efficace* est un pléonasme ; malheureusement,
il est démontré par l'organisation actuelle de certains embou-

teillages que la stérilisation peut être une illusion, quand elle n'est pas assurée par des personnes sachant ce que doit être l'aseptie. Sans entrer dans le détail de l'exécution, laissant toute liberté aux sourciers, l'Académie réclame maintenant des récipients aseptiques. C'est un immense progrès réalisé, en quelques mots; car, jusqu'ici, les récipients étaient la cause essentielle de l'infection microbienne des eaux en bouteilles.

Toutefois si, dans une bouteille aseptique, vous mettez sans soin, sans précaution, dans un air chargé de microbes, avec des mains malpropres, l'eau de source la plus aseptique, vous aurez encore une bouteille d'eau minérale septique, c'est-à-dire contenant des microbes. Elle en contiendra peu dans les premiers jours; le nombre des microbes arrivant dans l'eau embouteillée par les circonstances sus-indiquées, sera tout d'abord peu nombreux. Mais nous connaissons depuis longtemps cette loi de la multiplication des microbes dans une eau minérale, multiplication presque fatale, qui fait passer en quelques jours, en quelques heures, le nombre des microbes de 8 à 200 par centimètre cube, dans les eaux tièdes surtout.

Il est alors évident que cette opération dite de l'embouteillage « doit être faite avec toutes les précautions permettant « d'éviter les causes de pollution. »

Or, de toutes ces causes que l'Académie aurait pu citer, les plus puissantes pour la pollution des eaux en bouteilles sont, la bouteille étant stérilisée :

1° L'état du bouchon ;

2° L'air ambiant ;

3° La propreté des mains pour le manœuvre qui met l'eau en bouteilles.

Ce sont ces causes d'infection, que M. Galante a éliminées par l'emploi de l'appareil ingénieux que nous avons décrit plus haut.

Ce sont ces causes que nous pensons aussi avoir éloignées par l'emploi de l'embouteillage sous vapeur à 50, 60 et 130°; la bouteille étant manœuvrée sans contact avec les mains de l'ouvrier dont les avant-bras sont passés dans une gaine incombustible (système Galante).

Assurément, d'autres systèmes surviendront plus perfectionnés et plus rapides peut-être; mais les deux étuves, que nous proposons, réalisent sûrement le desideratum académique ; nous pensons que des bouteilles d'eau minérale aseptique remplies avec notre système seront et resteront aseptiques en permanence.

Ainsi se trouve réalisé dans son entier le problème que nous avions inscrit en tête de notre Mémoire de 1891.

Il a fallu, moins de trois ans, pour arriver à sa solution officielle : nous ne pensions pas à un succès aussi rapide.

Dorénavant, à partir du 1ᵉʳ novembre 1894, les bouteilles d'eau minérale mises dans le commerce devront être stériles, aseptiques.

Assurément il eut été plus aisé pour les sourciers d'avoir un règlement à suivre à la lettre pour arriver à présenter une bouteille d'eau minérale amicrobienne; l'Académie, plus libérale, n'a pas voulu indiquer les moyens et voies de l'aseptie, elle se borne à exiger cet état. N'oublions pas que les décisions du 24 juillet 1894, n'effacent pas celles du 10 et 27 mars, dans lesquelles la Société savante a déclaré qu'elle refuserait l'autorisation de vente à toute eau ne présentant pas la pureté microbienne. En fait, l'aseptie de la bouteille et l'aseptie de l'eau sont maintenant exigibles.

Cette nouvelle disposition peut assurer au commerce français d'Eaux minérales, une supériorité incontestable, si l'Académie exige sévèrement l'application de ses décrets. Nous pourrons du reste, en 1895, constater les résultats de la nouvelle législation, puisque les sources antérieurement autorisées n'ont que trois mois pour recevoir l'aménagement en concordance avec les instructions du 24 juillet 1894.

Vichy, le 12 août 1894.

TABLE DES MATIÈRES.

TABLE DES MATIÈRES

CONCLUSIONS

ANGERS, IMP. A. BURDIN ET Cⁱᵉ, RUE GARNIER, 4.

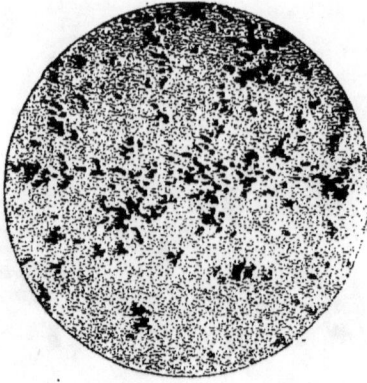

1

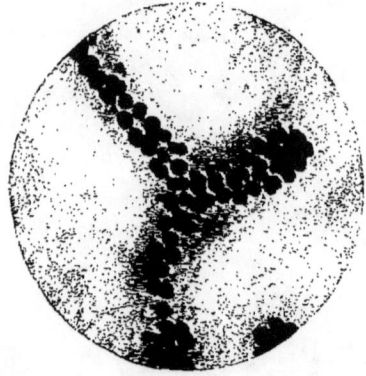

4

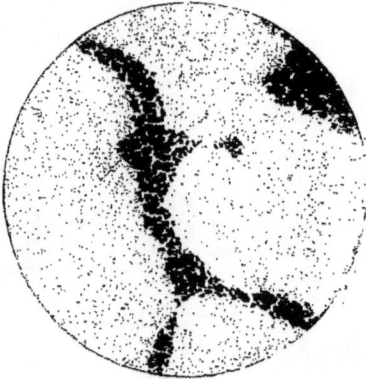

2

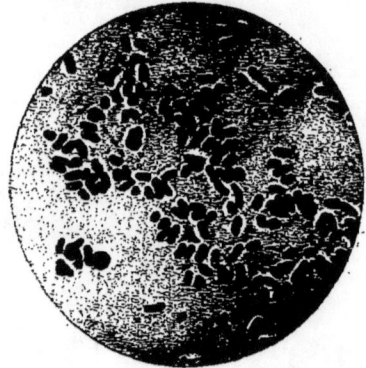

5

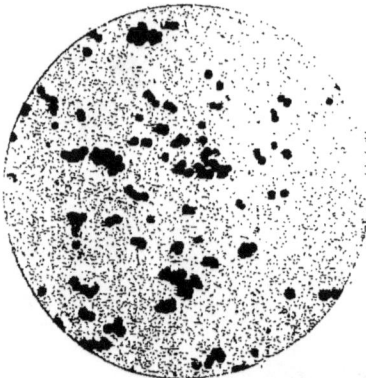

3

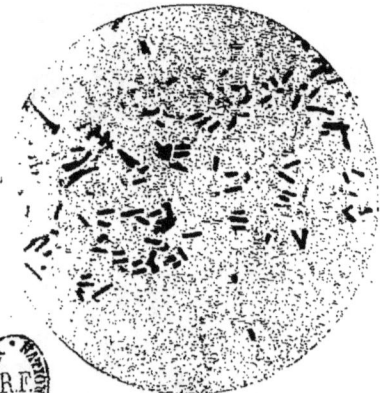

6

ibrairie J.-B. BAILLÈRE & Fils, Paris

Héliotypie H. RACLE, Paris

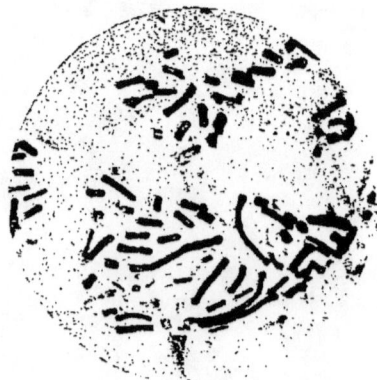

7

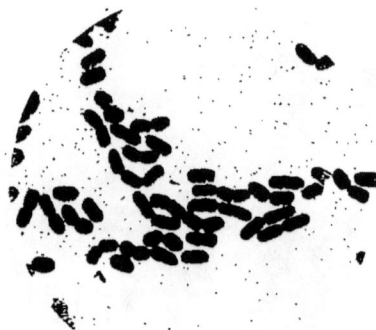

8

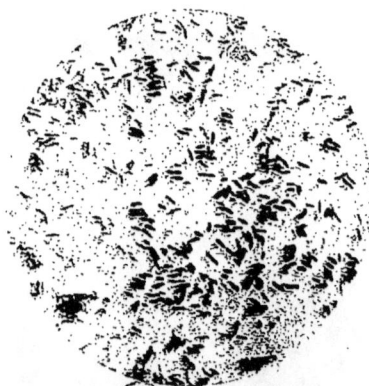

9

Librairie J.-B. BAILLÈRE & Fils, Paris   Héliotypie H. RACLE, Paris

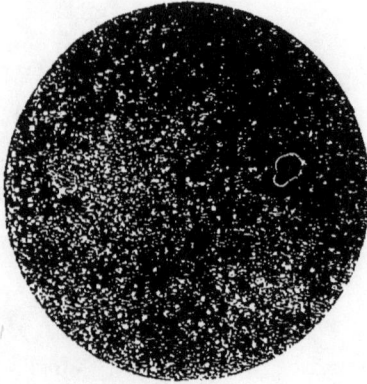

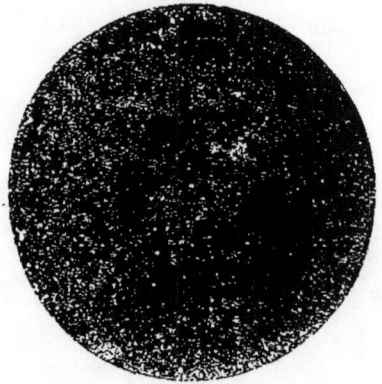

1

2

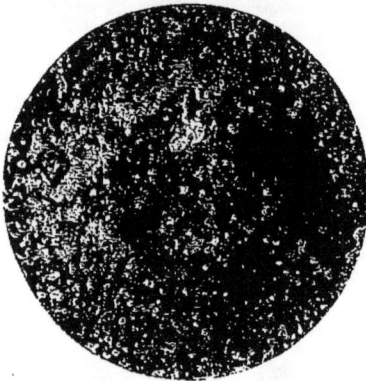

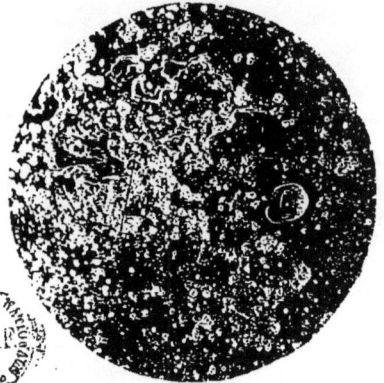

3

4

Librairie J.-B. Baillère & Fils, Paris

Héliotypie H. Racle, Paris

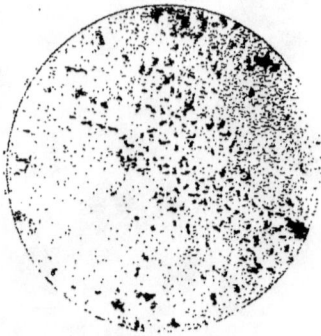

5

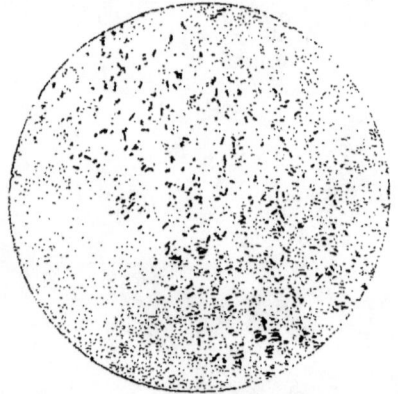

8

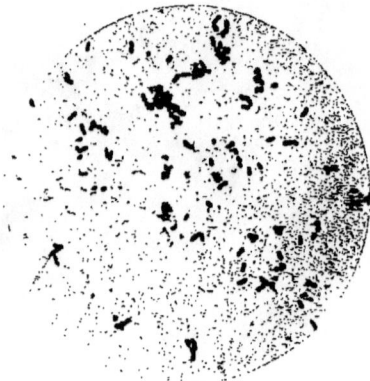

6

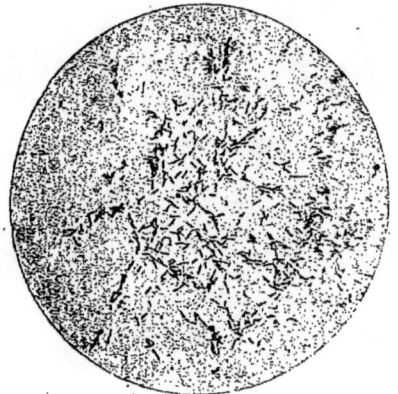

9

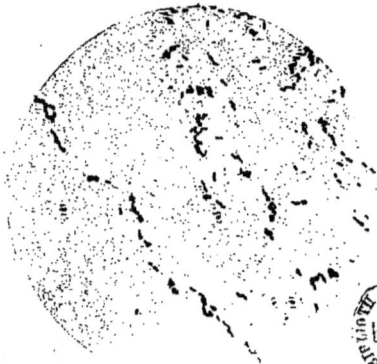

7

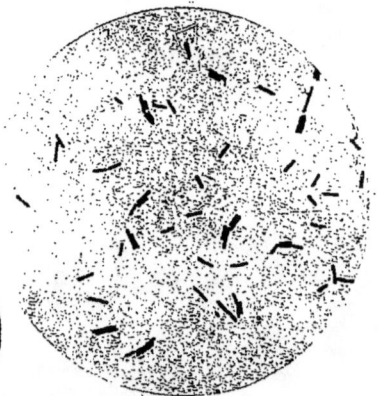

10

Librairie J.-B. Baillère & Fils, Paris

Héliotypie H. Racle, Paris

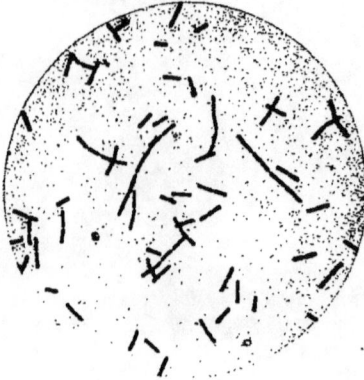
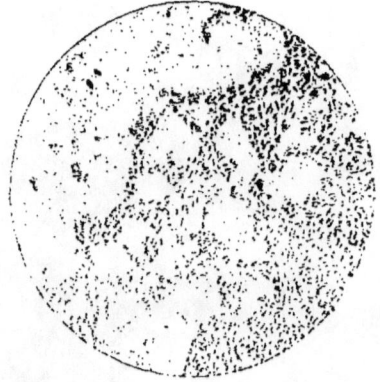

11

14

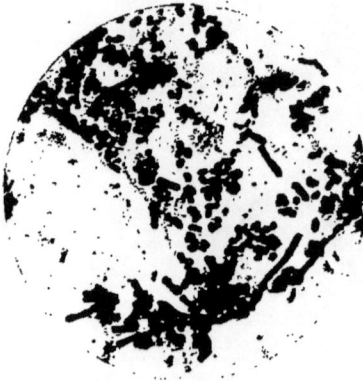
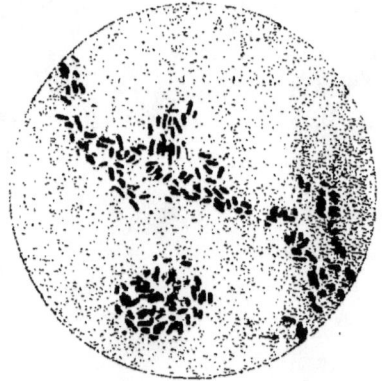

12

15

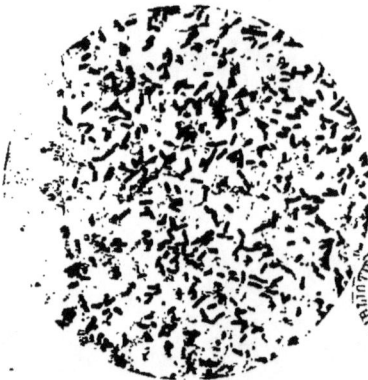
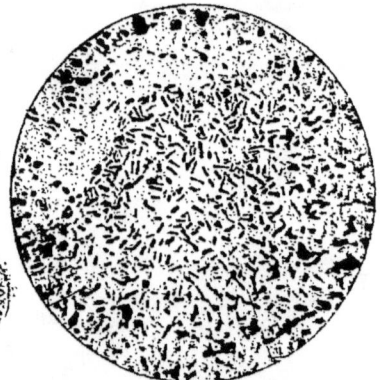

13

16

Librairie J.-B. BAILLÈRE & Fils, Paris   Héliotypie H. RACLF, Paris

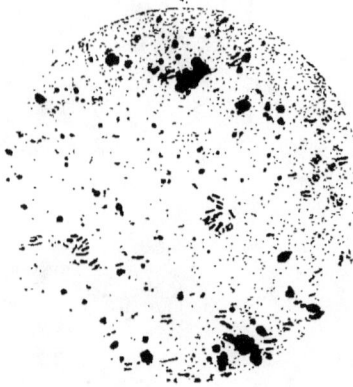

17

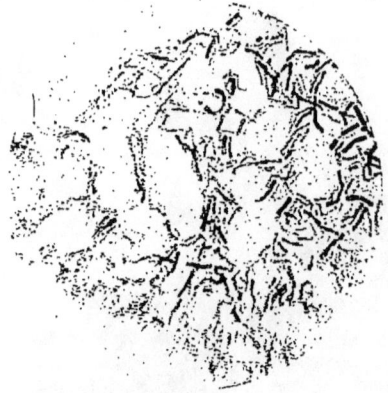

20

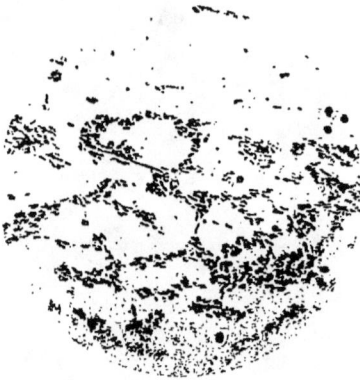

18

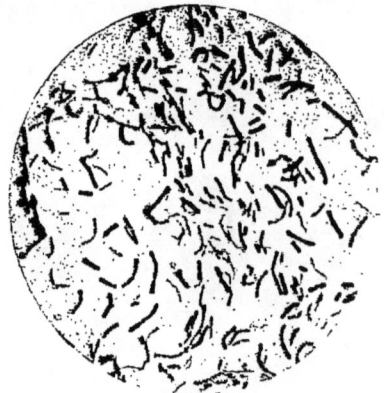

21

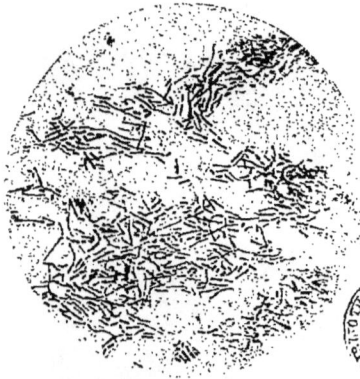

19

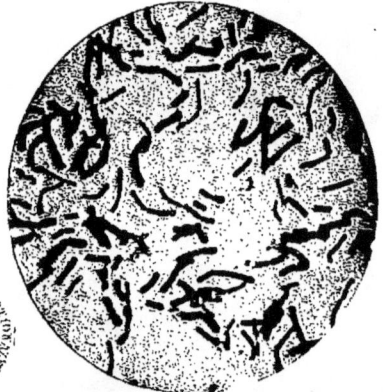

22

Librairie J.-B. Baillère & Fils, Paris

Héliotypie H. Racle, Paris

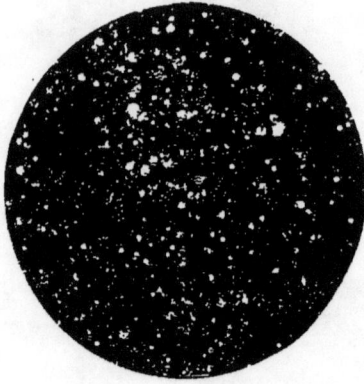

1

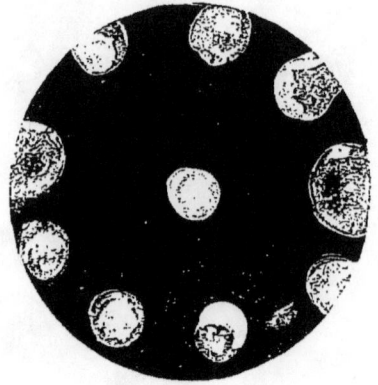

3

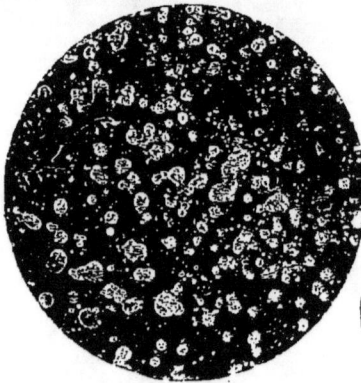

2

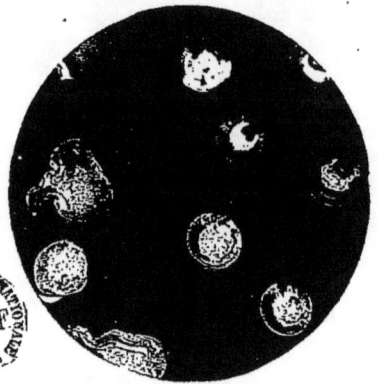

4

Librairie J.-B. BAILLÈRE & Fils, Paris.

Héliotypie H. RACLE, Paris

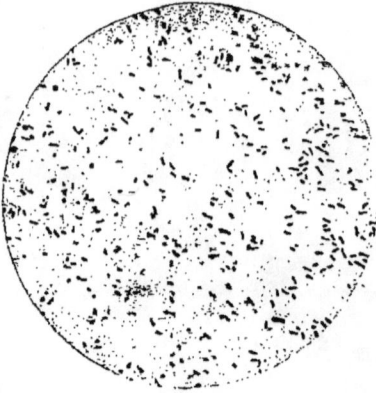

5

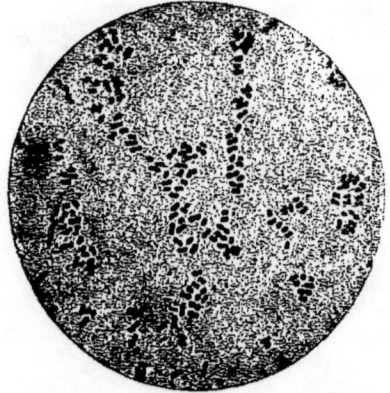

8

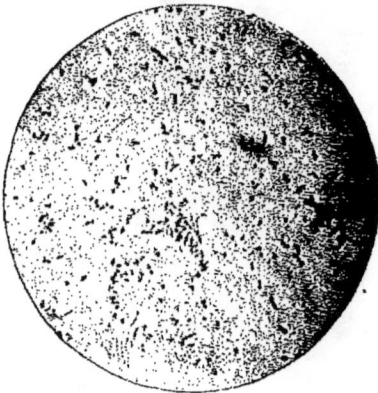

6

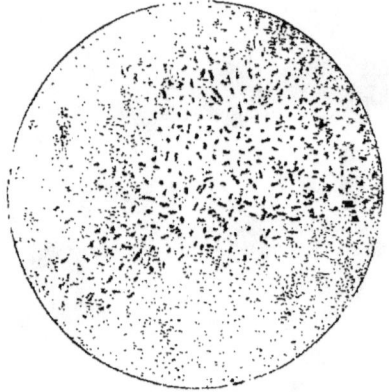

9

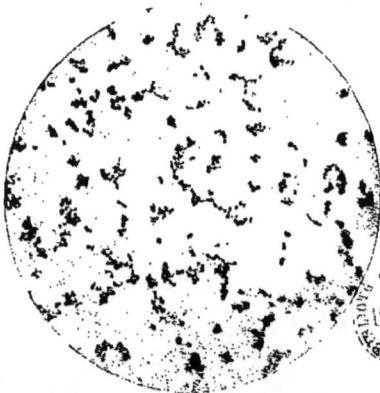

7

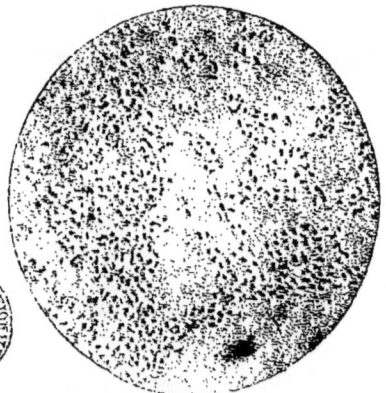

10

Librairie J.-B. BAILLÈRE & Fils, Paris

Héliotypie H. RACLE, Paris

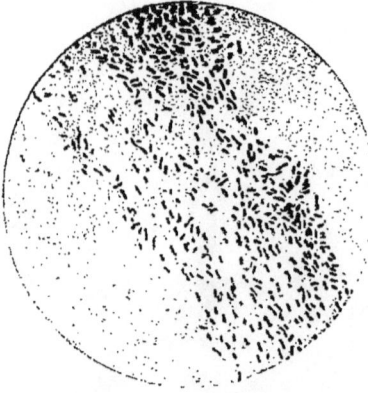

11

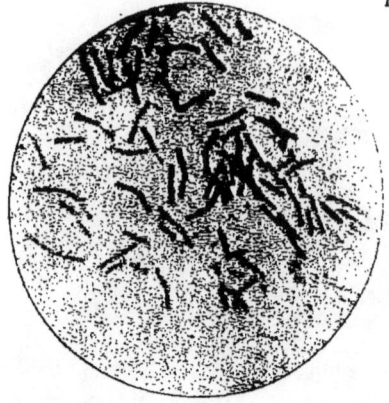

14

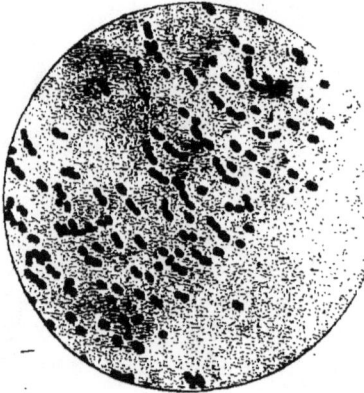

12

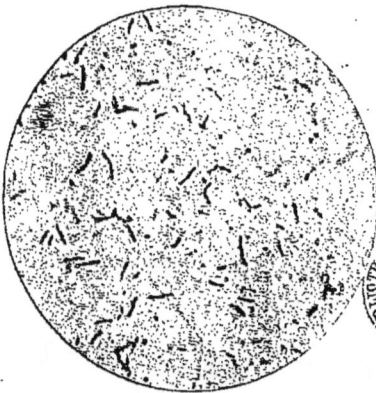

15

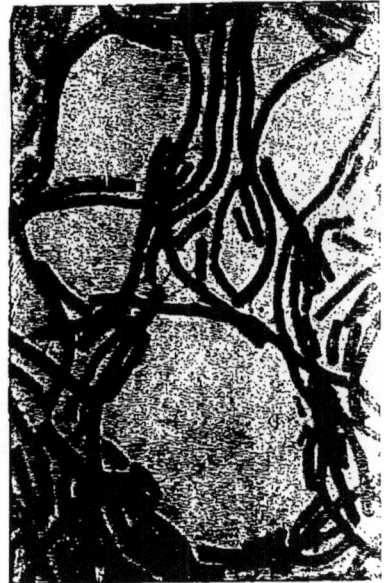

13

Librairie J.-B. BAILLÈRE & Fils, Paris

Héliotypie H. RACLE, Paris

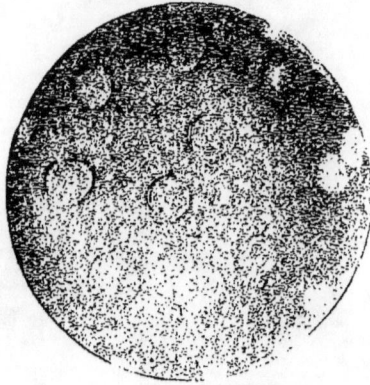

1

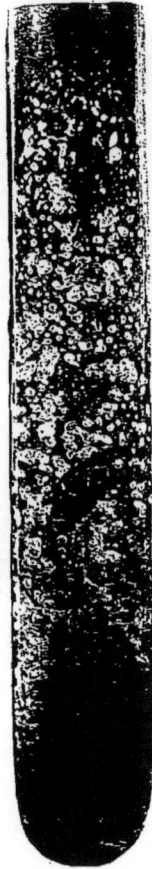

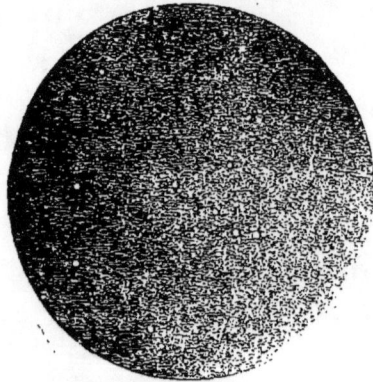

2

4

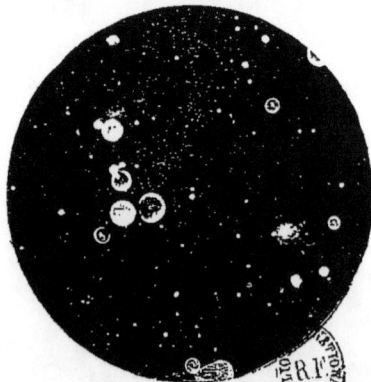

3

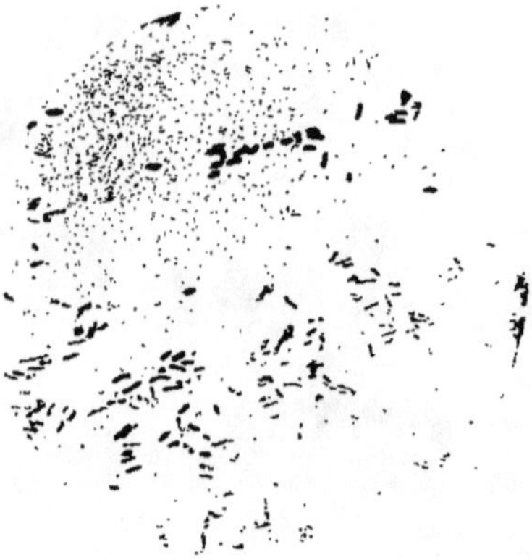

5

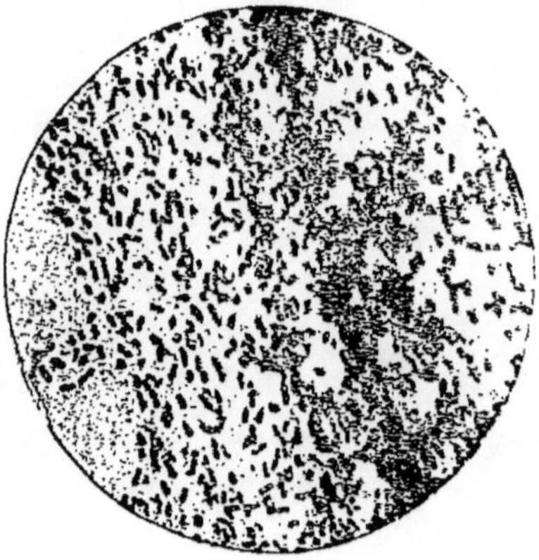

6

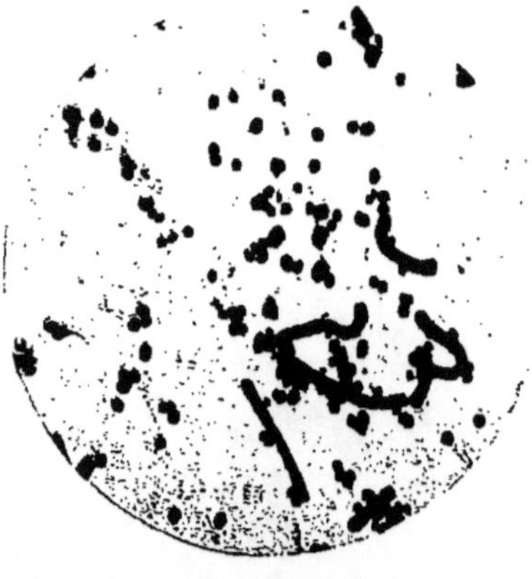

7

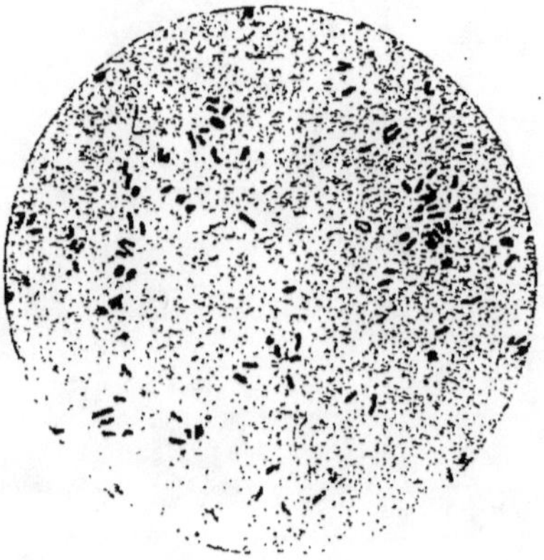

8

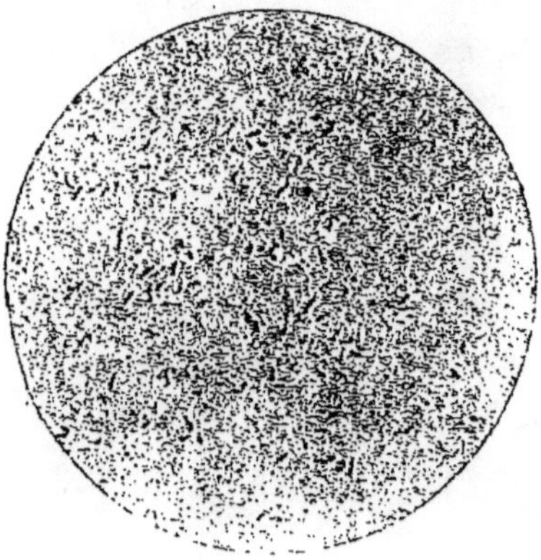

9

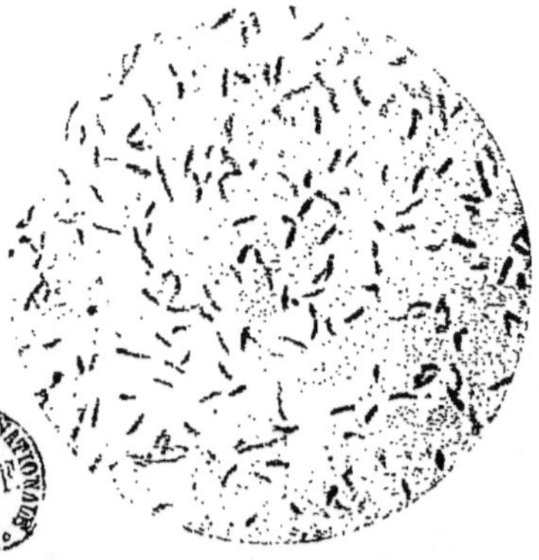

10

BIBLIOTH. NATIONALE R.F.

Librairie J.-B. Baillère & Fils, Paris Héliotypie H. Racle, Paris

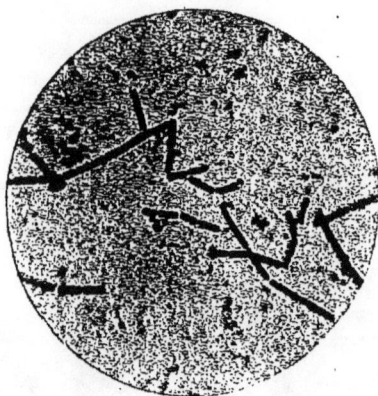

11

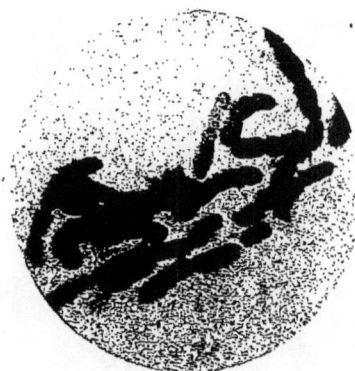

14

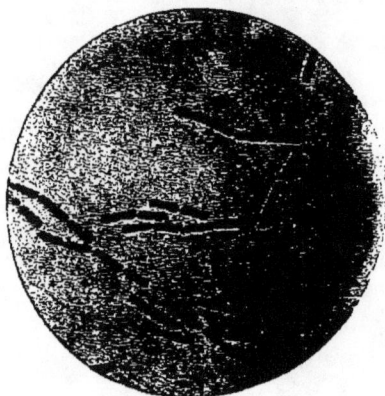

12

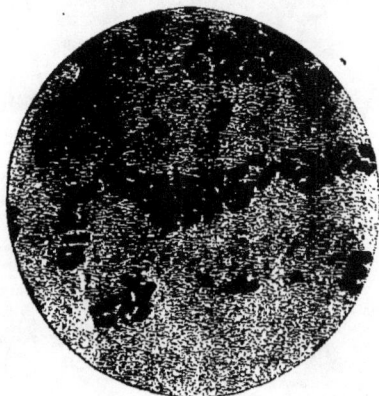

15

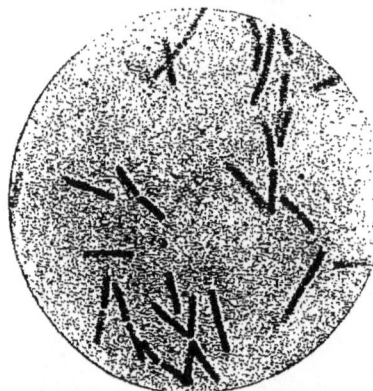

13

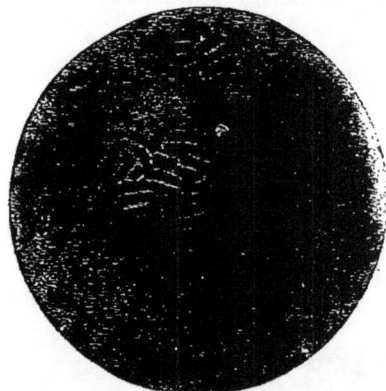

16

Librairie J.-B. Baillère & Fils, Paris

Héliotypie H. Racle, Paris

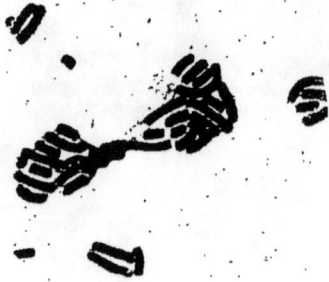

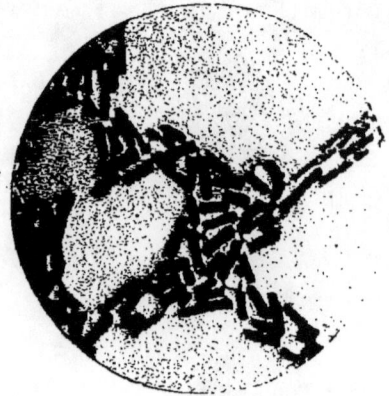

17

18

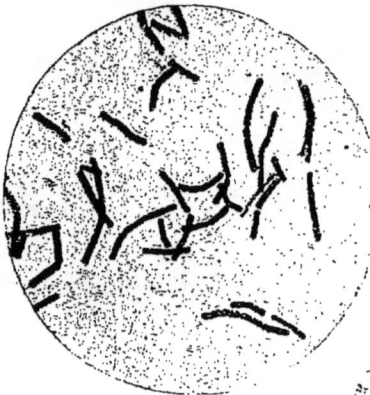

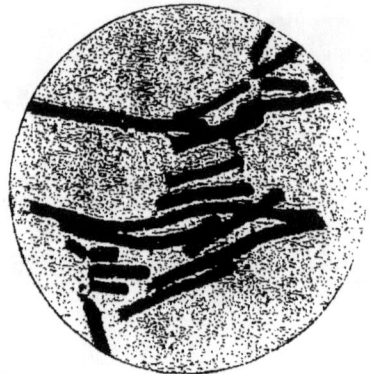

19

20

Librairie J.-B. BAILLÈRE & Fils, Paris

Héliotypie H. RACLE, Paris

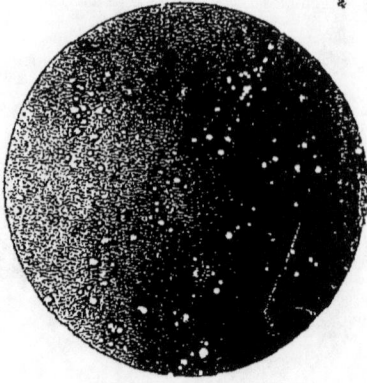

1

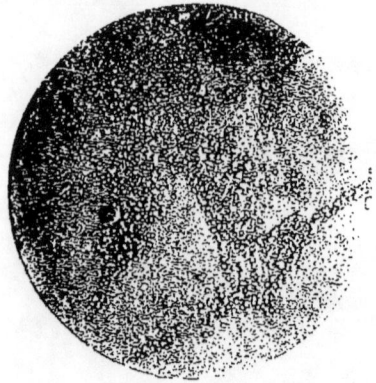

4

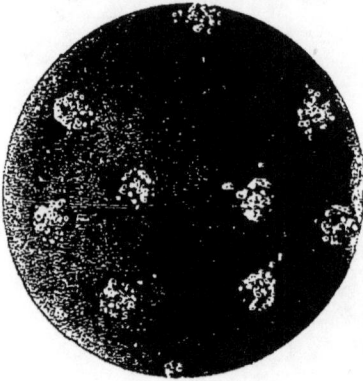

2

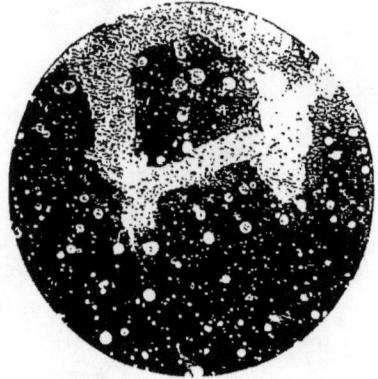

5

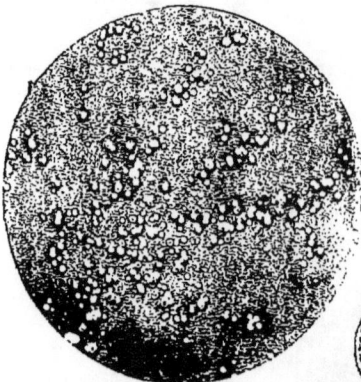

3

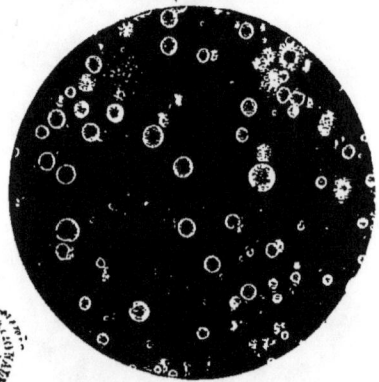

6

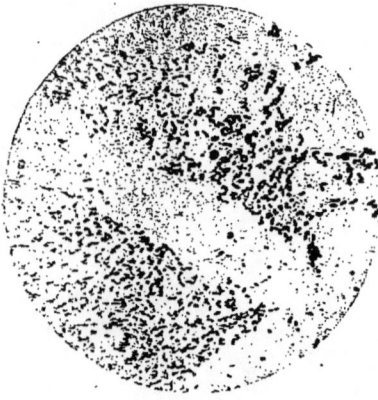
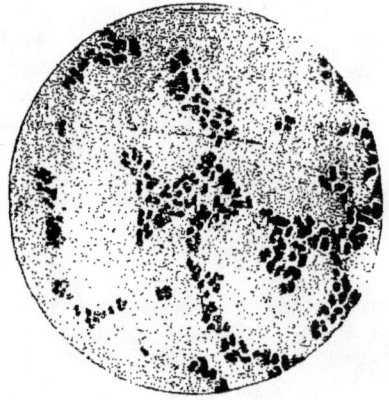

7

10

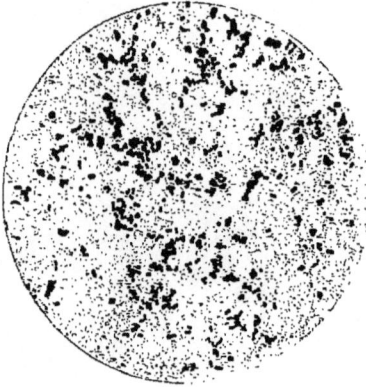
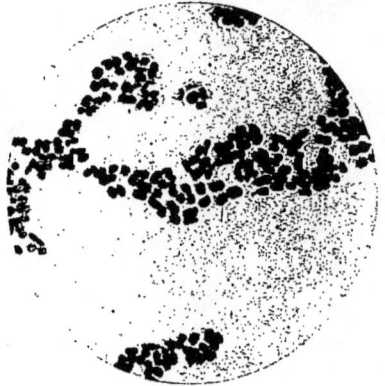

8

11

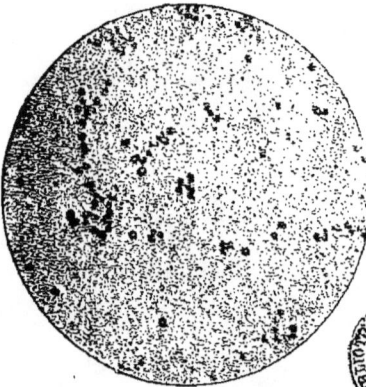
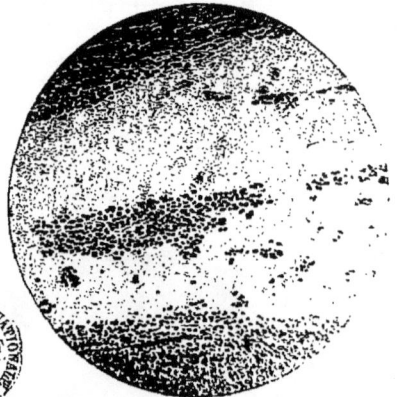

9

12

Librairie J.-B. Baillère & Fils, Paris

Héliotypie H. Racle, Paris

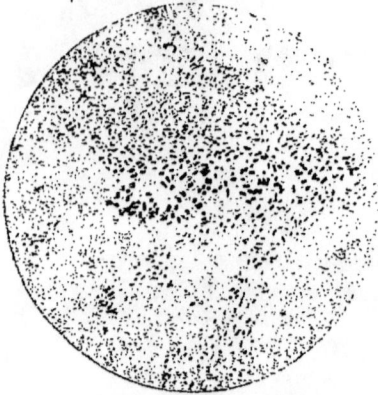

13

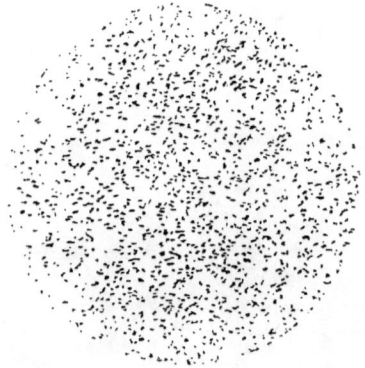

16

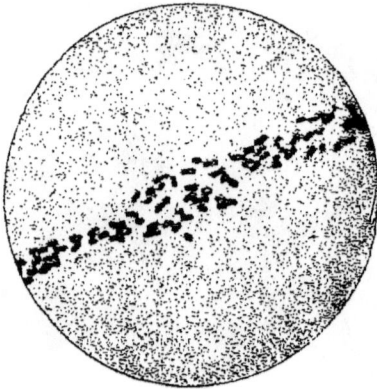

14

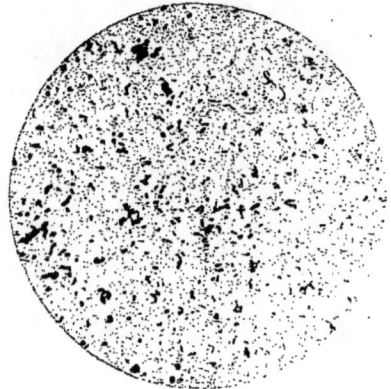

17

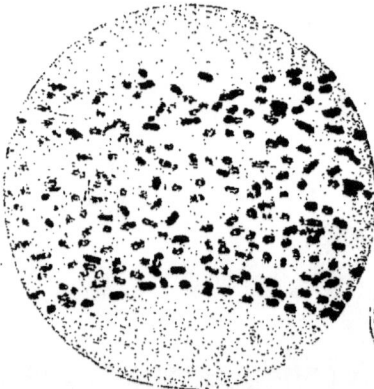

15

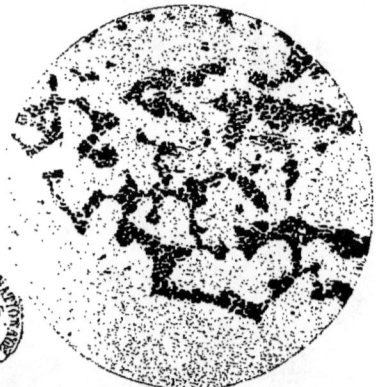

18

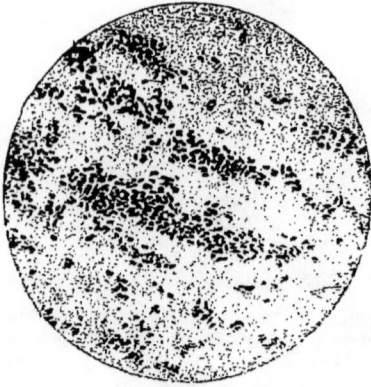

19

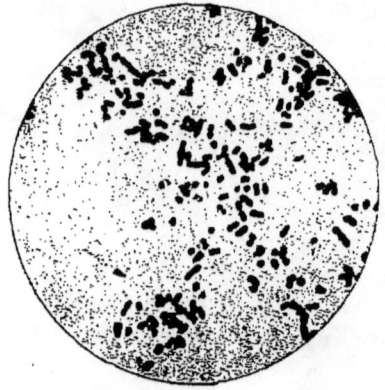

22

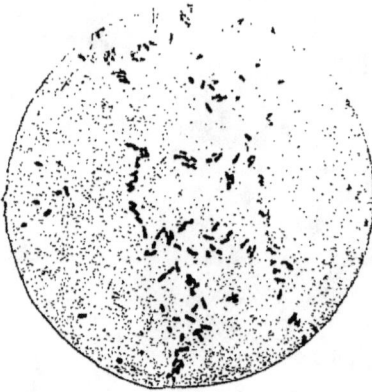

20

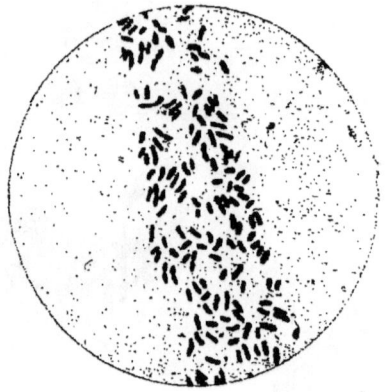

23

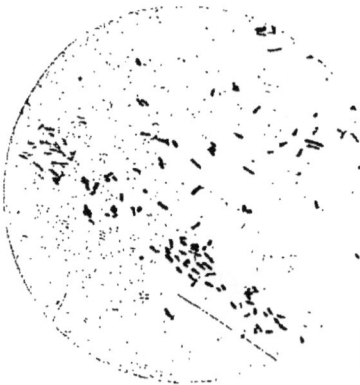

21

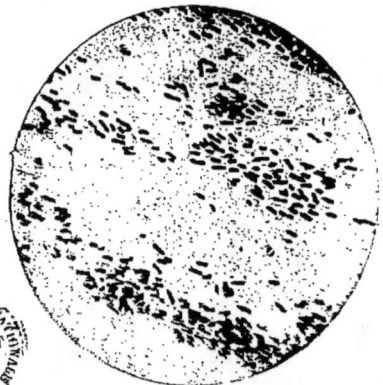

23 ^BIS

Librairie J.-B. BAILLÈRE & Fils, Paris   Héliotypie II. RACLE, Paris

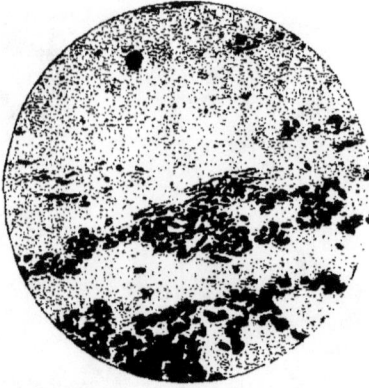

23 TER

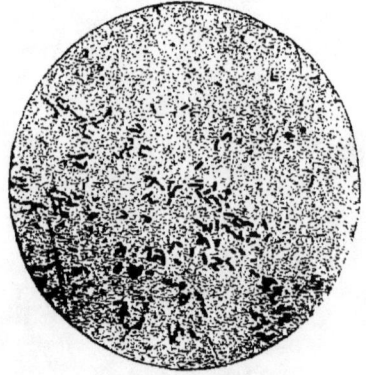

26

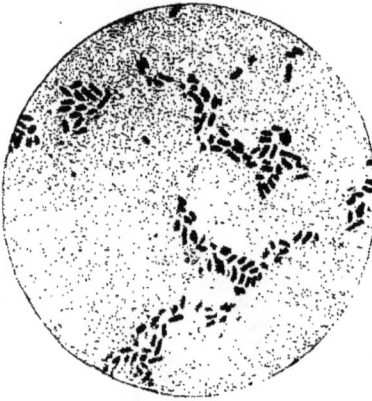

24

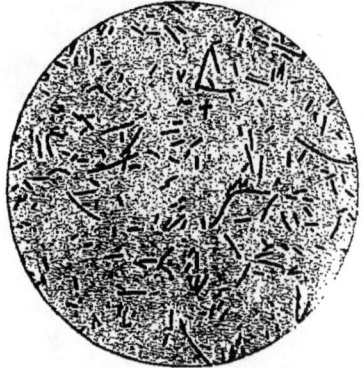

27

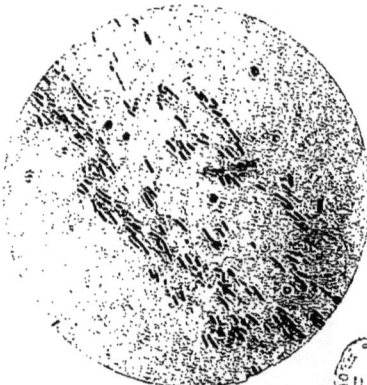

25

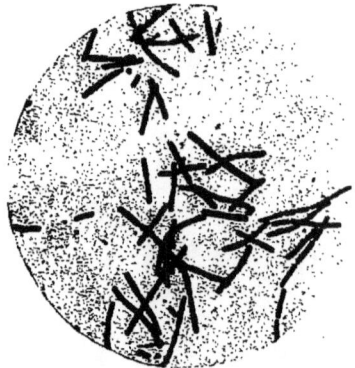

28

Librairie J.-B. BAILLÈRE & Fils, Paris

Héliotypie H. RACLE, Paris

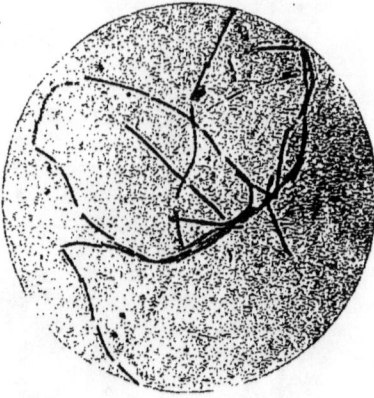

29

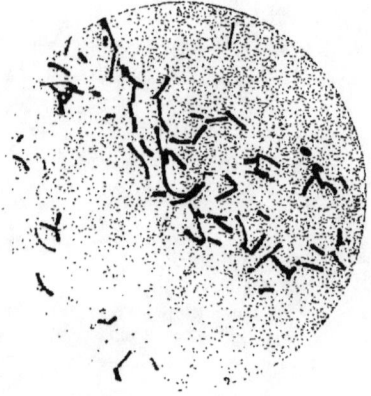

32

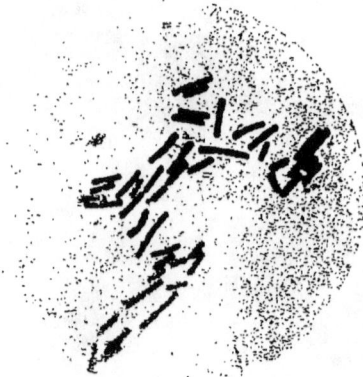

30

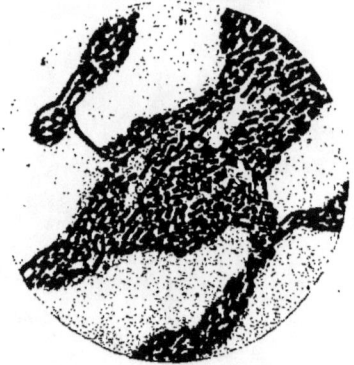

33

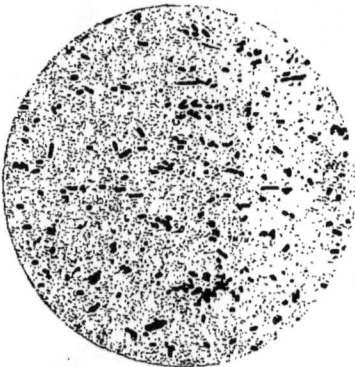

31

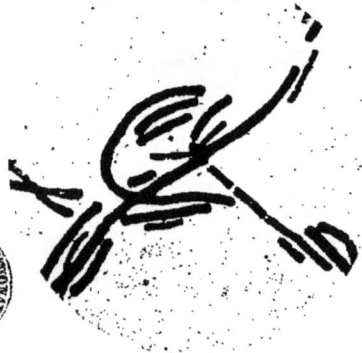

34

Librairie J.-B. BAILLÈRE & Fils, Paris   Héliotypie H. RACLE, Paris

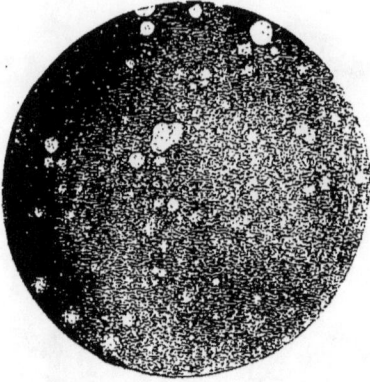

1

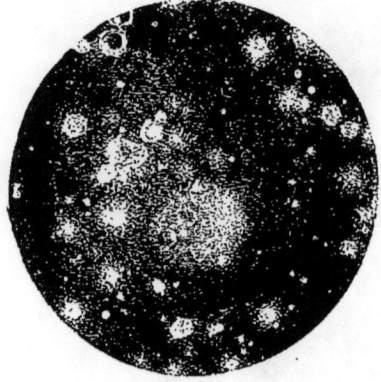

2

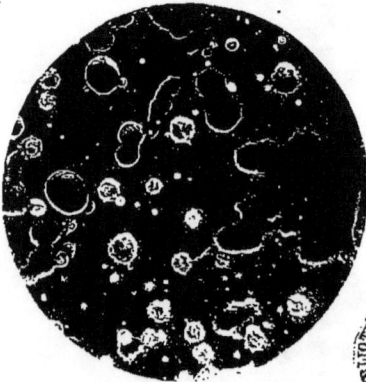

3

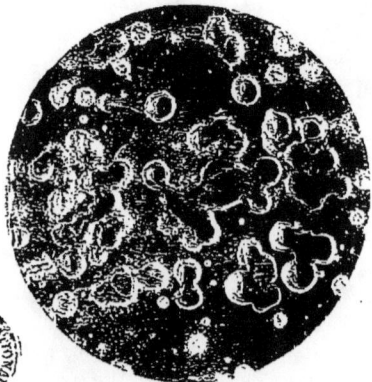

4

ibrairie J.-B. BAILLÈRE & Fils, Paris

Héliotypie H. RACLE, Paris

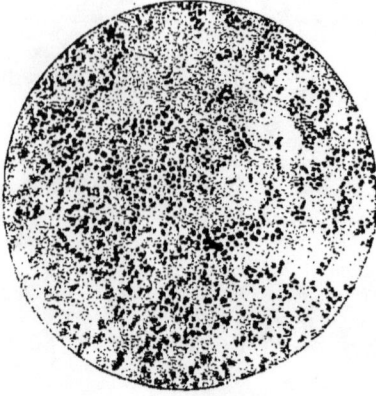

1

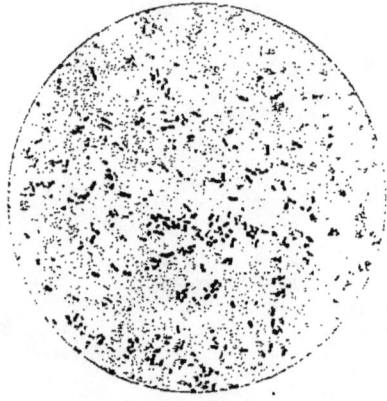

4

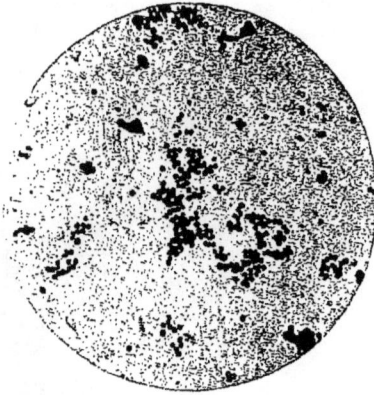

2

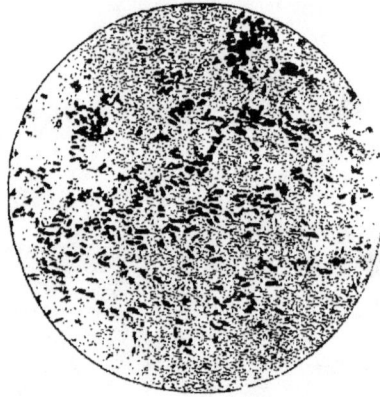

5

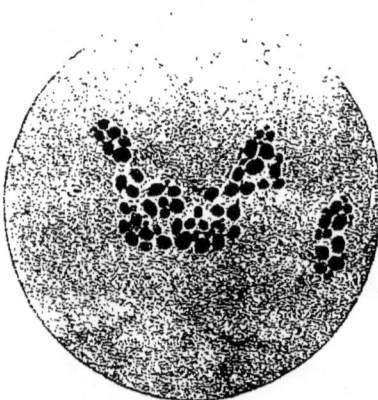

3

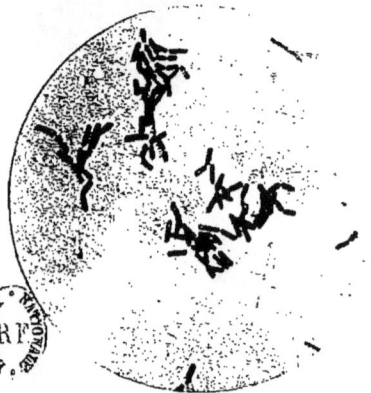

6

Librairie J.-B. Baillère & Fils, Paris

Héliotypie H. Racle, Paris

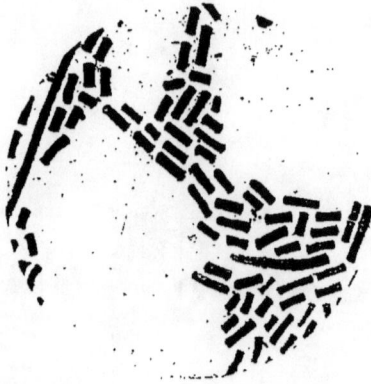

7

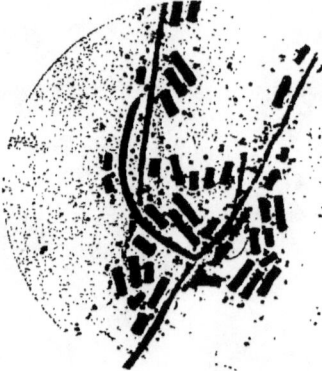

8

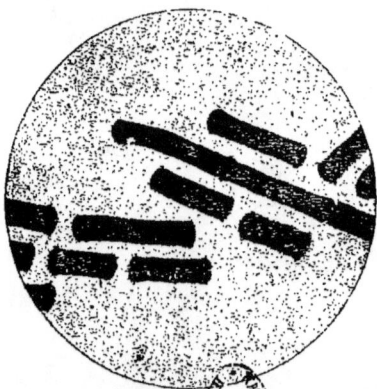

9

Librairie J.-B. BAILLÈRE & Fils, Paris

Héliotypie H. RACLE, Paris

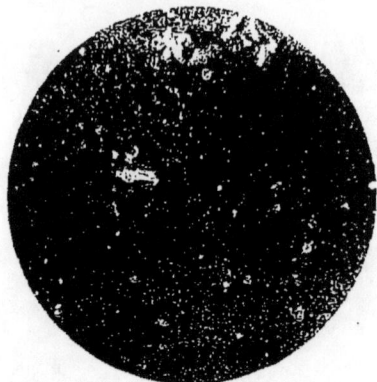

1

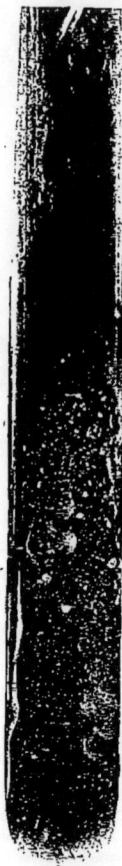

3

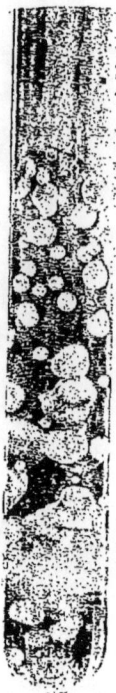

4

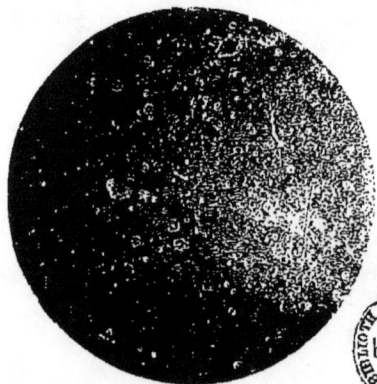

2

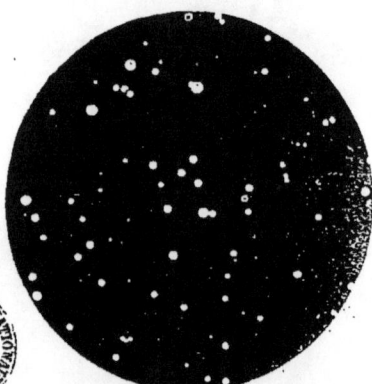

5

BIBLIOTH. NATIONALE R.F.

Librairie J.-B. BAILLÈRE & Fils, Paris

Héliotypie H. RACLE, Paris

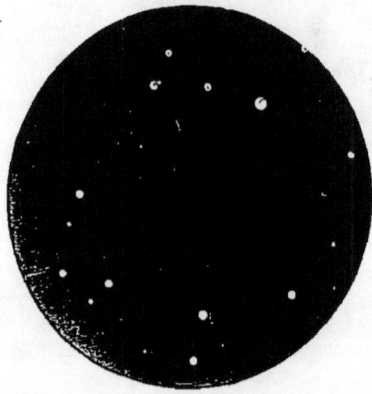

6

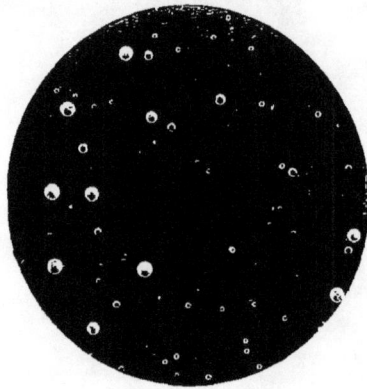

7

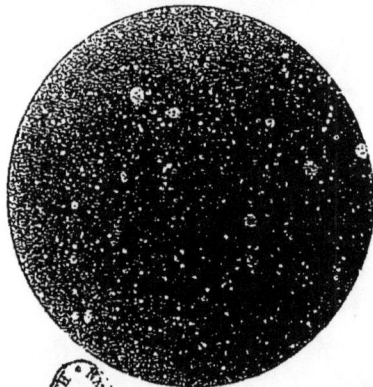

8

Librairie J.-B. Baillère & Fils, Paris

Héliotypie H. Racle, Paris

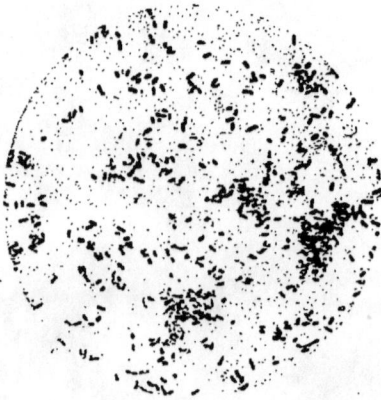

1

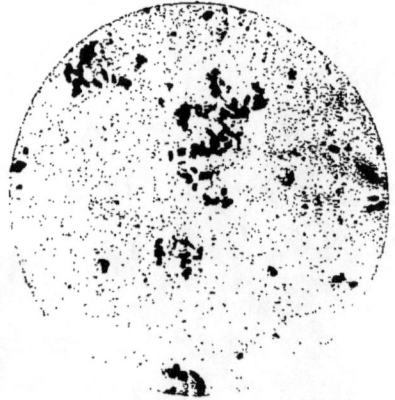

4

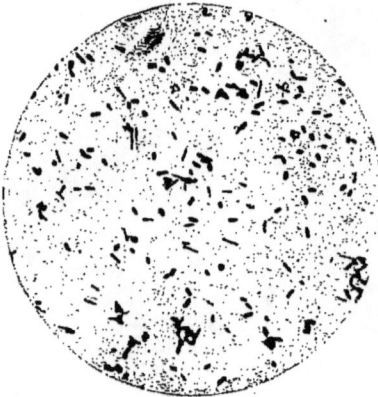

2

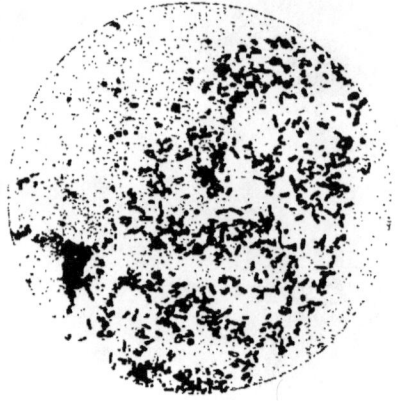

5

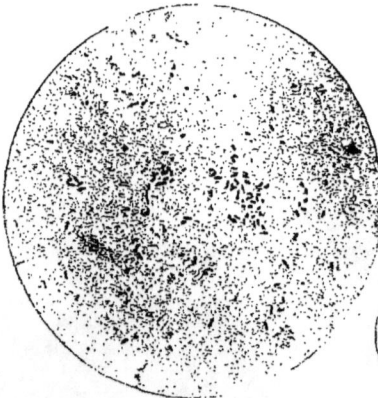

3

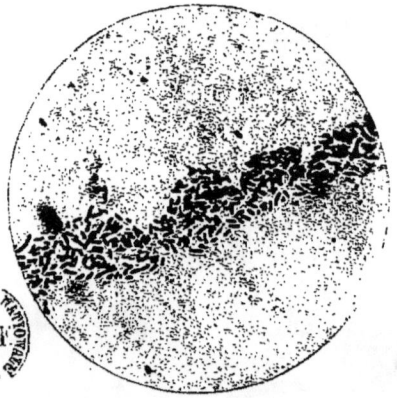

6

Librairie J.-B. BAILLÈRE & Fils, Paris

Héliotypie H. RACLE, Paris

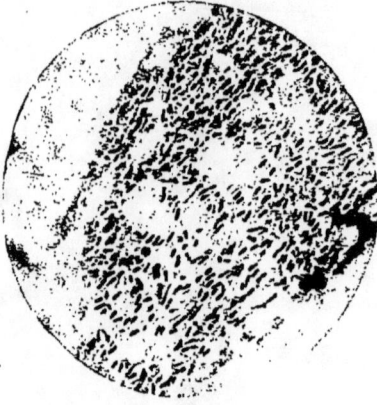

7

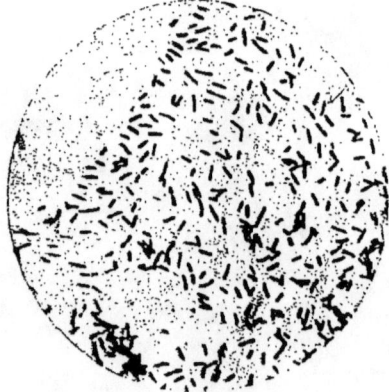

10

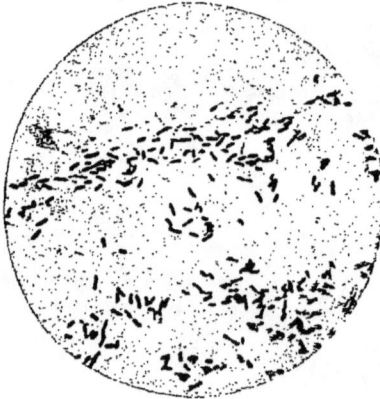

8

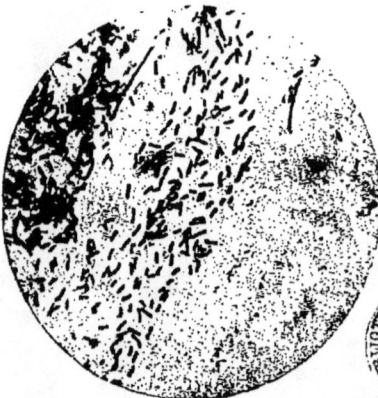

9

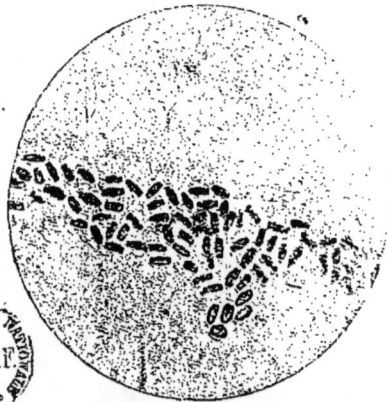

11

ARNOULD (J.). **Nouveaux éléments d'hygiène**, par J. ARNOULD, médecin inspecteur de l'armée, membre correspondant de l'Académie de Médecine, professeur d'hygiène à la Faculté de médecine de Lille, *troisième édition*, 1895, 1 vol. gr. in-8 de 1404 pages avec 272 figures. Cartonné . . . . 20 fr.

CYR. **Les eaux minérales de Vichy**, 1885, grand in-8, 18 pages . . . . 3 fr.

DESPEIGNES (V.). **Etudes expérimentales sur les microbes des eaux**, 1890, gr. in-8, 126 pages . . . . 3 fr.

DONNÉ (A.). **Hygiène des gens du monde.** *Deuxième édition,* 1878, 1 vol, in-16 de 448 pages (*Bibliothèque médicale variée*). . . . . 3 fr. 50

GUINOCHET. **Les eaux d'alimentation**, épuration, filtration, stérilisation, par le Docteur Ed. GUINOCHET, pharmacien en chef de l'hôpital de la Charité, 1894, 1 vol. in-18 jésus de 370 pages, avec 52 figures intercalées dans le texte, cartonné. . . . . 5 fr.

LA HARPE (de). **Formulaire des eaux minérales**, de la balnéothérapie et de l'hydrothérapie. Introduction par DUJARDIN-BEAUMETZ, 1894, 1 vol. in-16 de 300 pages. Cartonné . . . . . 3 fr.

LEFORT (Jules). **Traité de chimie hydrologique**, comprenant des notions générales d'hydrologie et l'analyse chimique des eaux douces et des eaux minérales, *deuxième édition*, 1873, 1 vol. in-8 de 798 pages, avec 50 fig. et 1 pl. chromolithographiée . 12 fr.

LÉVY (Michel). **Traité d'hygiène publique et privée**, par Michel Lévy, directeur du Val-de-Grâce. *Sixième édition*, 1879, 2 vol. gr. in-8, ensemble 1900 pages, avec fig . . . . 20 fr.

MACÉ (E.). **Traité pratique de bactériologie**, par E. MACÉ, professeur à la Faculté de médecine de Nancy, *deuxième édition*, revue et aug., 1892. 1 vol. in-8 de 744 pages, avec 201 fig. 10 fr.

—— **Les substances alimentaires étudiées au microscope** surtout au point de vue de leurs altérations et de leurs falsifications, 1891, 1 vol. in-8, 500 pages, 402 fig. et 24 planches coloriées, dont 8 reproduites d'après les études sur le vin de L. PASTEUR . . . . 14 fr.

ROMAN et COLIN. **Les microbes des eaux minérales du bassin de Vichy**, 1893, gr. in-8 de 95 pages . . . . 3 fr.

ROUX (G.). **Précis d'analyse microbiologique des eaux**, suivi de la description et de la diagnose des espèces bactériennes des eaux, par le Docteur Gabriel Roux, directeur du bureau municipal de la ville de Lyon, chef des travaux de clinique médicale à la Faculté de médecine. Préface de M. le professeur ARLOING, correspondant de l'Institut, 1892, 1 vol. in-18 de 404 pages, avec 75 figures, cartonné. . . . . 5 fr.

www.ingramcontent.com/pod-product-compliance
Lightning Source LLC
Chambersburg PA
CBHW071647200326
41519CB00012BA/2428